呼吸器感染症
病態から考える画像診断

編集　酒井文和

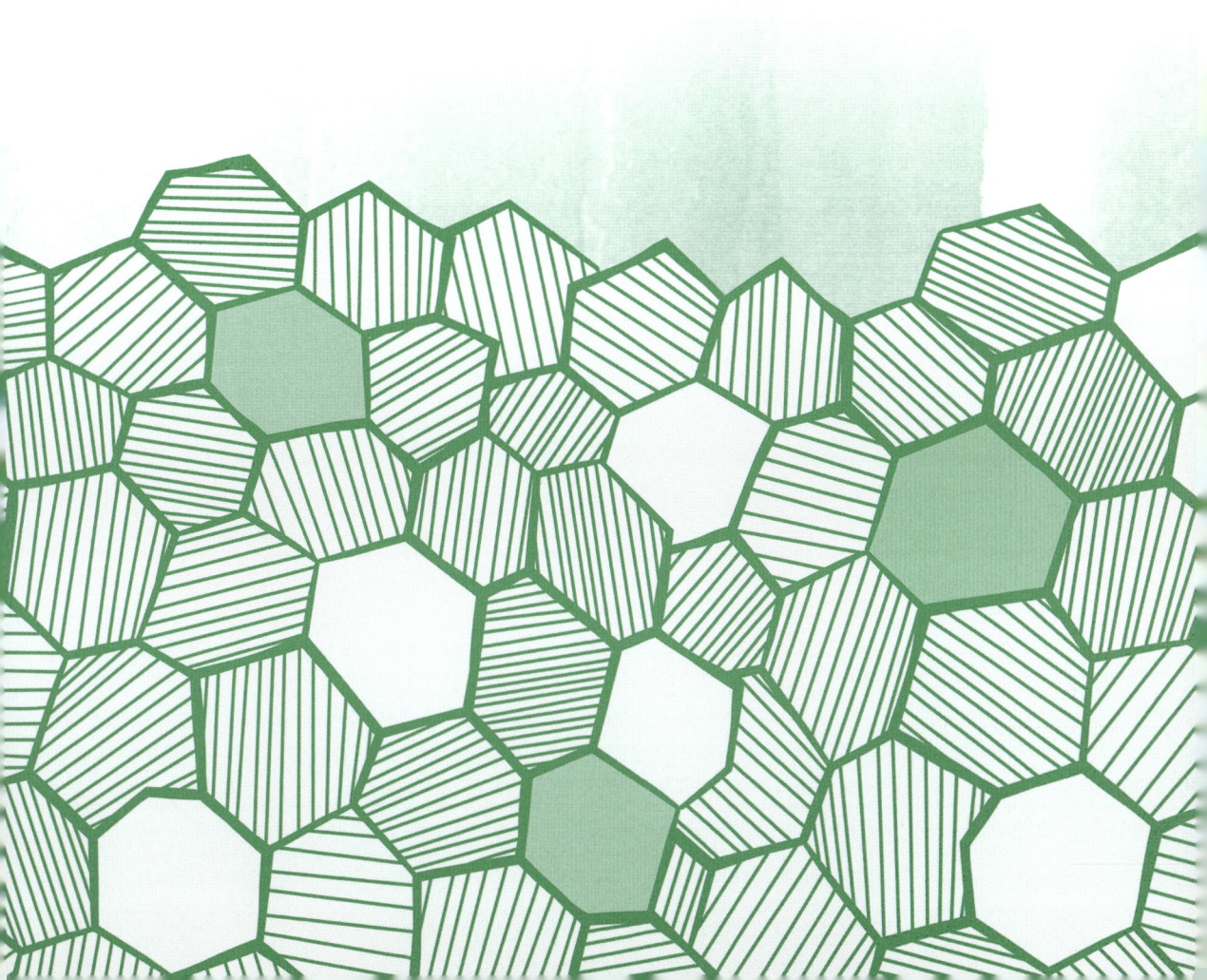

執筆者一覧

編集

酒井文和
埼玉医科大学国際医療センター放射線診断科

執筆者（掲載順）

西本優子
奈良県立医科大学中央放射線部（現・天理よろづ相談所病院放射線診断部門）

東野貴徳
姫路医療センター放射線科

寺田聡子
姫路医療センター放射線科

室田真希子
香川大学医学部放射線医学講座

佐藤 功
香川県立保健医療大学看護学科

山本由佳
香川大学医学部放射線医学講座

西山佳宏
香川大学医学部放射線医学講座

南部敦史
帝京大学医学部附属溝口病院放射線科

小林紀子
帝京大学医学部附属溝口病院放射線科

住田 薫
国立精神・神経医療研究センター放射線診療部

多湖正夫
帝京大学医学部附属溝口病院放射線科

小澤克良
市立甲府病院呼吸器内科

川上 聡
信州大学医学部画像医学教室

藤田次郎
琉球大学大学院感染症・呼吸器・消化器内科学（第1内科）

原永修作
琉球大学大学院感染症・呼吸器・消化器内科学（第1内科）

比嘉 太
琉球大学大学院感染症・呼吸器・消化器内科学（第1内科）

健山正男
琉球大学大学院感染症・呼吸器・消化器内科学（第1内科）

加賀亜希子
埼玉医科大学呼吸器内科

塩野文子
埼玉医科大学呼吸器内科

金澤 實
埼玉医科大学呼吸器内科

楊川哲代
がん・感染症センター都立駒込病院放射線診療科診断部

酒井文和
埼玉医科大学国際医療センター画像診断科

高木康伸
がん・感染症センター都立駒込病院放射線診療科診断部

堀部光子
国立病院機構東京病院放射線診療センター

蛇澤 晶
国立病院機構東京病院臨床研究部

三上明彦
国立病院機構東京病院放射線診療センター

倉島篤行
結核予防会複十字病院臨床研究アドバイザー

鈴木一廣
順天堂大学医学部放射線診断学講座

関谷充晃
順天堂大学医学部呼吸器内科学講座

藤井充弘
順天堂大学静岡病院呼吸器内科

桑鶴良平
順天堂大学医学部放射線診断学講座

高橋和久
順天堂大学医学部呼吸器内科学講座

氏田万寿夫
立川綜合病院放射線診断科

山口美沙子
立川綜合病院呼吸器内科

佐藤英夫
立川綜合病院呼吸器内科

安藤常浩
日本赤十字社医療センター感染症科／感染対策室

岡田文人
大分大学医学部附属病院放射線科

佐藤晴佳
大分大学医学部附属病院放射線科

小野麻美
大分大学医学部附属病院放射線科

安藤ゆみ子
国立病院機構西別府病院放射線科

森 宣
大分大学医学部放射線医学講座

高 遼
静岡県立静岡がんセンター呼吸器内科

遠藤正浩
静岡県立静岡がんセンター画像診断科

黒﨑敦子
結核予防会複十字病院放射線診断科

序　文

　感染症は，病原体の増殖能，組織障害性と病原体に対する宿主の組織反応のバランスの上に成り立つダイナミックな病態である．感染症の画像所見は多彩であり，画像所見に多くのバリエーションが多くみられるが，その所見は病原体と宿主のダイナミックな関係をいくつかは反映しているに違いない．

　感染症の画像診断は，感染症の病態を理解する有力な方法であり，画像診断からできる限り病態に関する情報を引き出す努力を行わなければならない．このためには，感染症の画像を病原体の側からのみではなく宿主反応性の側からもみないと感染症の画像所見を理解したことにならない．特に組織障害性の弱い弱毒菌感染症では病態（炎症性病変の強さ）は宿主反応性が決めることになる．このようなアプローチがなければ，aspergillus 感染症などの病態すなわち画像所見の多彩さは理解できない．弱毒菌感染症は，当然のことながら免疫不全状態の患者に起きやすいが，免疫不全状態とはいえ宿主反応がゼロということはあり得ない．HIV 感染症の患者でもアレルギー反応は起こり得る．逆に自己免疫疾患のように外来の病原体や内因性物質に対する反応性が亢進している患者では，感染症の病態が enhance され，感染症の病態が予測される形とは違った形で起きてくる可能性があることは当然予測される．とはいえ，感染症にみられる多彩な免疫機構の変化やサイトカインの多様な動きが，どのように画像所見に現れるかを完全に理解することは難しく，また表現型としての画像所見には非特異的なものも多い．

　しかし，このような考え方で感染症を詳細に検討してゆけば，現在非特異的といわれている所見が，いつか病態上何らかの意味を持つ所見として評価可能かもしれない．そのような将来を夢見つつ，本書を編集した．若い読者諸氏には，画像診断においても感染症の病態，画像の背後にあるプロセスを想定しつつ読影にあたっていただきたい．

埼玉医科大学国際医療センター画像診断科
酒井文和

目次

1 細菌感染症（市中肺炎）　西本優子／東野貴徳／寺田聡子——1

2 細菌感染症（院内肺炎）　室田真希子／佐藤　功／山本由佳／西山佳宏——10

3 マイコプラズマ，クラミジア　南部敦史／小林紀子／住田　薫／多湖正夫／小澤克良——20

4 ニューモシスチス肺炎，サイトメガロウイルス肺炎　川上　聡——30

5 呼吸器ウイルス　藤田次郎／原永修作／比嘉　太／健山正男——37

6 肺アスペルギルス症　加賀亜希子／塩野文子／金澤　實——50

7 クリプトコックス感染症　楊川哲代／酒井文和／高木康伸——57

8 結核（1）肺結核　堀部光子／蛇澤　晶／三上明彦／倉島篤行——62

9 結核（2）肺外結核　鈴木一廣／関谷充晃／藤井充弘／桑鶴良平／高橋和久——71

10 非結核性抗酸菌症—肺MAC症について　氏田万寿夫／山口美沙子／佐藤英夫——78

11 ムーコルなどの糸状菌感染症　安藤常浩——87

12 肺寄生虫疾患の画像所見　岡田文人／佐藤晴佳／小野麻美／安藤ゆみ子／森　宣——95

13 免疫不全患者における呼吸器感染症の画像的特徴　高　遼／遠藤正浩——104

14 肺感染症の画像診断—あれこれ　黒﨑敦子——116

索引——123

1 細菌感染症（市中肺炎）

西本優子　東野貴徳　寺田聡子

はじめに

肺炎とは，何らかの病原微生物が肺に侵入して，急性の炎症を来したものである．急性炎症を来すと，多くは発熱，咳，痰，呼吸困難，胸痛などの症状を呈し，末梢白血球数増加，CRP陽性，赤沈亢進などの検査所見を示し，胸部単純X線写真で異常陰影が認められる[1]．

胸部単純X線写真は，ほとんどすべての施設において簡便に撮影でき，また全体像の把握や経過観察が容易であるため，肺炎に限らず呼吸器疾患の画像診断において第1選択の検査である．

一方，胸部CT検査は，呼吸器感染症に対する適応には賛否両論があるが，肺悪性腫瘍やびまん性肺疾患など肺炎様の臨床症状や胸部異常影を呈する疾患は多数存在するため，肺炎との鑑別や陰影の性状・広がりを詳細に検討するうえで，CT検査は有用である．また胸部単純X線写真で異常陰影が同定困難な場合や，肺に基礎疾患があり新しい陰影を判読し難い場合にも有用である．

市中肺炎の国内外の病因微生物の頻度は，肺炎球菌が最多で，ついでインフルエンザ菌，マイコプラズマ・ニューモニエ，クラミジア・ニューモニエと続き，この4菌種が主要原因菌である．レジオネラ肺炎は，感染症新法で4類感染症に分類されて以来，報告数が増加傾向にあり，今後も尿中抗原検査などの普及とともにさらに増えるものと予想される．

基礎疾患に慢性閉塞性肺障害がある場合には緑膿菌を含むグラム陰性桿菌の頻度が増加し，高齢者では誤嚥により口腔内嫌気性菌やミレリ連鎖球菌による嚥下性肺炎がみられる[1]．

マイコプラズマ肺炎，クラミジア肺炎については，次項以降で取り上げられるので，本項では肺胞性肺炎と気管支肺炎について概説したあと，市中肺炎のうち肺炎球菌，インフルエンザ菌，レジオネラ菌，肺炎桿菌，ストレプトコッカス・ミレリ群の画像所見を中心に解説したい．

肺胞性肺炎（大葉性肺炎）と気管支肺炎（小葉性肺炎）

肺胞性肺炎（大葉性肺炎）では，起炎菌が経

気道的に末梢気腔(肺胞腔)に到達すると炎症性細胞浸潤と浮腫が生じる。細胞浸潤の程度が比較的軽度の時期であっても，多量の浸出液が産生され肺胞が充満する。浸出液はKohn孔などの側副換気路や既存の末梢気道を介して周囲に広がるため，気管支肺炎のように小葉単位，区域単位に限局せず，気道区域を越えて広範囲に広がっていく(非区域性分布)。画像上は，胸膜に接し，非区域性分布を示す比較的濃く均等な陰影(consolidation)を示し，辺縁部では境界不明瞭な淡い陰影(ground-glass opacity)が，また内部には気管支透亮像(air bronchogram)が認められ，いわゆる肺胞性パターンを呈する。一葉全体に広がった場合は，浸出液によって容積が増大するため葉間胸膜が膨隆するbulging fissure signがみられる。

同様の画像所見を呈する非感染性疾患には，特発性器質化肺炎，慢性好酸球性肺炎，および浸潤性粘液腺癌や悪性リンパ腫などが挙げられる。

気管支肺炎(小葉性肺炎)では，起因菌が終末細気管支あるいは呼吸細気管支などの末梢気道粘膜を障害する。好中球など多くの炎症細胞浸潤が認められるが浸出液は少ないため，終末細気管支や呼吸細気管支周囲に病変が限局する(区域性分布)。したがって，画像上は，区域性に広がる濃い陰影(consolidation)で，粒状，細葉大，小葉大や多小葉性大のものが種々の程度に認められる。HRCTでの検討では，気管支肺炎では，肺胞性肺炎と比較して気管支壁肥厚と小葉中心性粒状影を認める頻度が高いと報告されている[2,3]。

肺炎球菌(*Streptococcus pneumoniae*)

肺炎球菌はグラム陽性の双球菌で，肺炎の原因として最も頻度が高く，特に市中肺炎ではその20〜40％を占める[4,5]。肺炎球菌性肺炎は，尿中抗原迅速キットの臨床導入により診断される機会が増加しており，喀痰での検出が困難な場合でも陽性所見を得られることが利点である。尿中抗原迅速キットは，感度70〜80％，特異度94〜99％で肺炎球菌のほとんどの血清型を検出することができる。

さらに肺炎球菌肺炎の30〜66％に複数病原体感染が認められる[6,7]。その主な病原体は，インフルエンザウイルス，インフルエンザ菌，マイコプラズマなどである。

肺炎球菌は，一般的に肺胞性肺炎(大葉性肺炎)を呈するが，最近では肺葉全体にまで広がる大葉性肺炎の頻度は減少し，気管支肺炎(小葉性肺炎)パターンを呈する症例も増加している。

CTでは，浸潤影およびすりガラス影を比較的下葉優位かつ多肺葉に認めることが多く(図1)，約20％で胸水を認める。典型的には多量のフィブリン析出を反映して非区域性分布を呈する。気管支壁肥厚と小葉中心性粒状影の頻度はそれぞれ26％，20％と報告されている(図2)[8]。

肺炎球菌の単独感染による肺膿瘍の合併はまれであり，肺炎球菌性肺炎と診断された症例で，画像検査において膿瘍形成の所見が認められた場合は，嫌気性菌あるいは緑膿菌との混合感染を疑う必要がある[8]。

概して，肺炎球菌性肺炎の画像所見は非特異的であるが，市中肺炎の起炎菌として最も頻度が高いものであり，糖尿病や慢性閉塞性

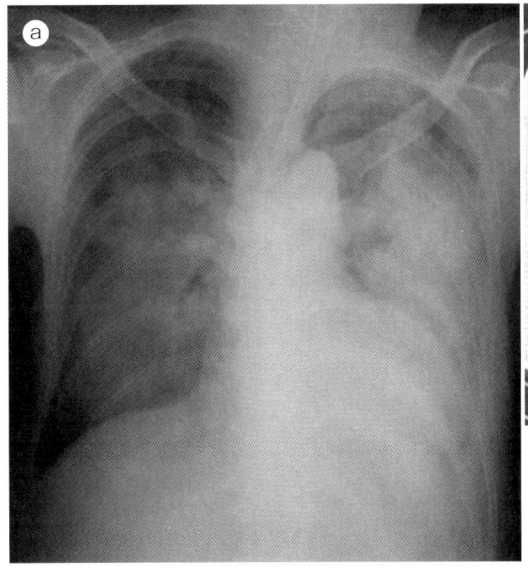

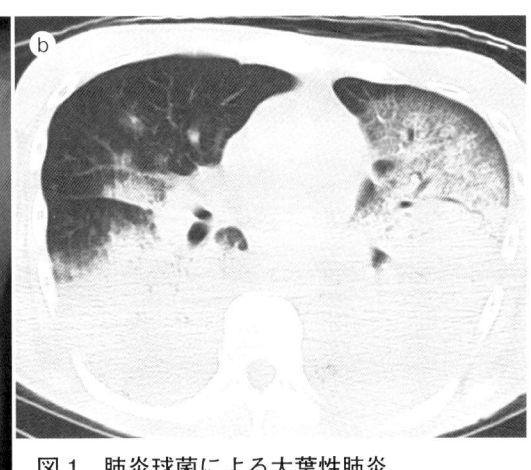

図1 肺炎球菌による大葉性肺炎
50歳代男性，統合失調症でフォロー中。
a．胸部単純X線写真：両側肺野ほぼびまん性，やや左側優位に均等な浸潤影を認める。左横隔膜や下行大動脈の辺縁は不明瞭となっている。
b．胸部単純CT（肺野条件）：両側下葉に浸潤影，左舌区に気管支透亮像を伴う浸潤影〜すりガラス影がみられる。

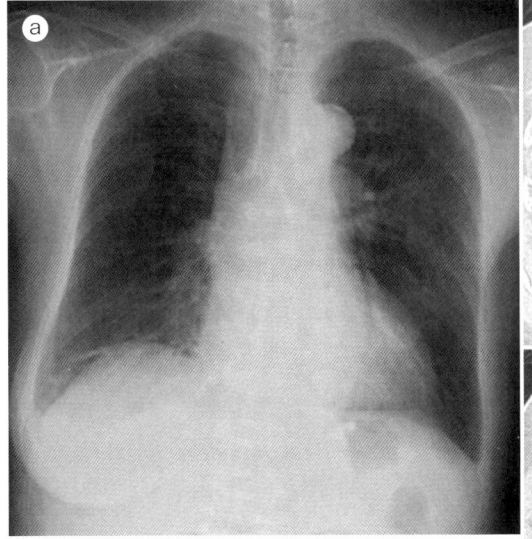

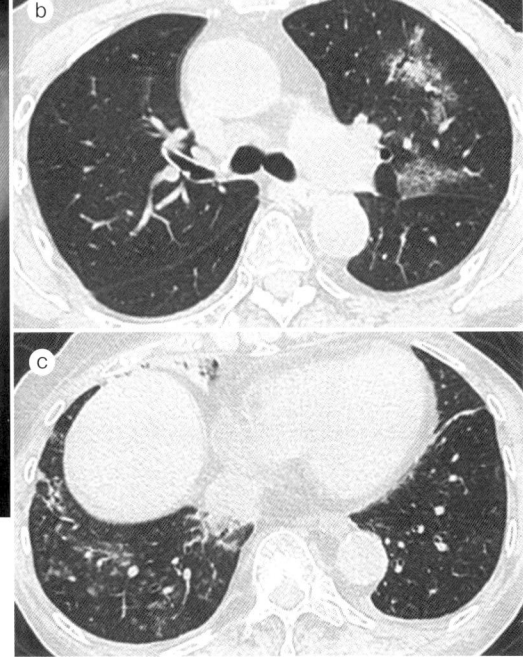

図2 気管支肺炎パターンを呈する肺炎球菌
70歳代女性，関節リウマチでPSL 5 mg内服中。発熱で受診。喀痰および尿中肺炎球菌抗原が陽性であった。
a．胸部単純X線写真：左上中肺野に粒状影や斑状影，右下肺野に浸潤影を認める。
b．胸部単純CT（肺野条件）：左上葉の気管支血管束周囲に小葉単位のすりガラス影を認める。
c．胸部単純CT（肺野条件）：右肺底部では気管支壁の軽度肥厚と小葉中心性の淡い粒状影が確認できる。

1 細菌感染症（市中肺炎）

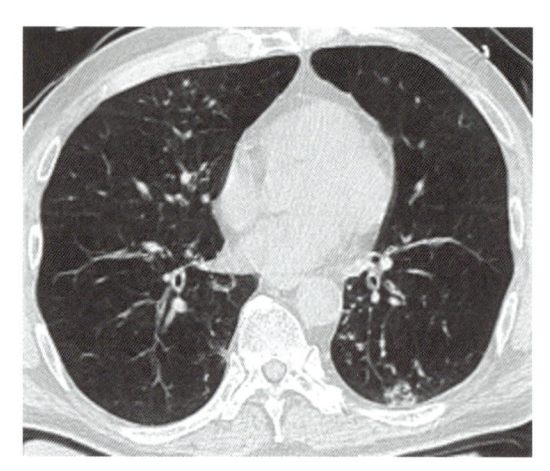

図3 気管支肺炎パターンを呈する肺炎球菌
50歳代男性，糖尿病と気管支喘息で通院中。喫煙歴（20歳〜現在まで，60本/日）もある。呼吸困難感の増悪のため近医受診し，入院となった。尿中肺炎球菌抗原陽性であった。
胸部単純CTで，両側肺野に気腫性変化と気管支喘息による気管支拡張・気管支壁肥厚が認められる。左下葉と右中葉には小葉中心性粒状影の集簇や小葉単位の浸潤影がみられる。

肺疾患（chronic obstructive plumonary disease：COPD）などの基礎疾患を有する症例（図3）を含めて，肺胞性肺炎を呈する場合に第一に疑うべき起炎菌である。

インフルエンザ菌（*Haemophilus influenza*）

インフルエンザ菌は，ヘモフィルス属のグラム陰性桿菌であり，主に中耳や呼吸器に感染する。非莢膜株と莢膜株に分類され，それぞれ病原性が異なる。非莢膜株は健康な人，特に乳幼児の上気道に常在し，中耳炎，副鼻腔炎，気管支炎，肺炎などを引き起こす。莢膜株も上気道に保菌されていることがあるが，気道感染症を引き起こすことは少なく，直接血液中に侵入することにより敗血症，髄膜炎などを引き起こす。

市中肺炎の起炎菌として2番目に多く（4〜18％），気管支肺炎の起炎菌としては最多である。基礎疾患は60〜90％に認められ，COPDなどの呼吸器慢性疾患や悪性疾患，糖尿病，アルコール多飲などが危険因子とされる[9)10)]。

混合感染が約半数に認められ，主として肺炎球菌，黄色ブドウ球菌やモラクセラ・カタラーリスがある。

画像報告の文献は少ないが，胸部単純X線写真では気管支に沿った広がりを示す気管支肺炎像が主体であり，分布は中・下肺野に陰影がみられることが多く，一つの区域だけでなく多区域に陰影を認めることもあるとされる[11)]（図4）。

また最近の報告によると[9)]，気管支壁肥厚や小葉中心性粒状影の頻度は，それぞれ86％，65％と高く，気管支肺炎の特徴を呈しており，肺炎球菌肺炎の画像所見とは異なる。肺膿瘍の合併は単独感染ではほとんど認められないが，約10％の症例で胸水を認める。

また，びまん性汎細気管支炎に類似した，びまん性の小葉中心性粒状影を呈した症例も報告されており[12)13)]，非典型的な所見を呈することもあるので注意が必要である（図5）。

肺炎桿菌（*Klebsiella pneumoniae*）

肺炎桿菌は，ヒトの口腔，上気道，腸管に常在菌叢または一過性菌叢をつくるグラム陰性桿菌である。市中肺炎の起炎菌の約0.5〜5％を占めるが，慢性気管支炎の急性増悪や院内肺炎の起炎菌としても重要である。

アルコール多飲，喫煙，心疾患，高血圧，肺気腫および悪性疾患など基礎疾患を有する患者に好発し，アルコール多飲者において致死率が高い[14)]。

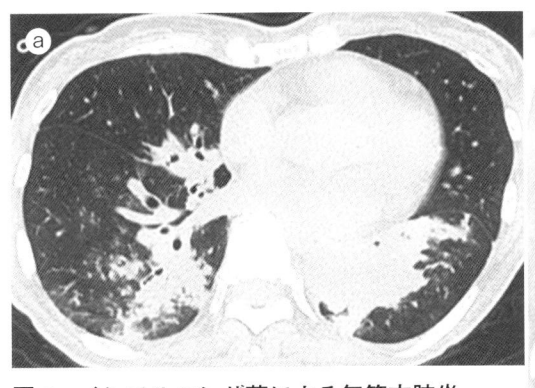

図4 インフルエンザ菌による気管支肺炎
50歳代女性，ALS球麻痺型で自宅療養中。
a．胸部単純CT(肺野条件)：右下葉の気管支血管束周囲に濃い浸潤影を認める。辺縁に小葉中心性粒状影やすりガラス影がある。右中葉と左下葉の肺門側にも濃い浸潤影がある。
b．胸部単純CT(冠状断)：浸潤影が気管支血管束に沿って分布することがよくわかる(→)。

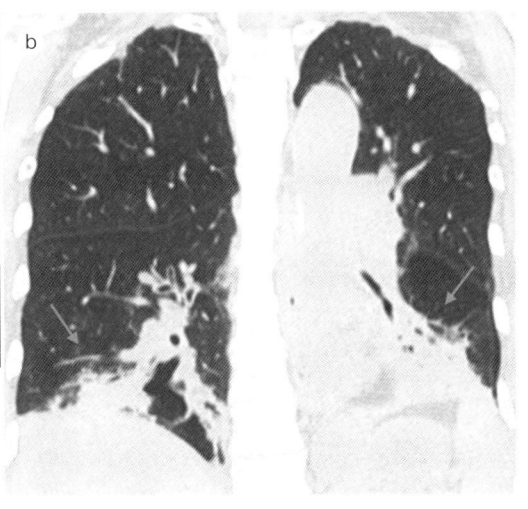

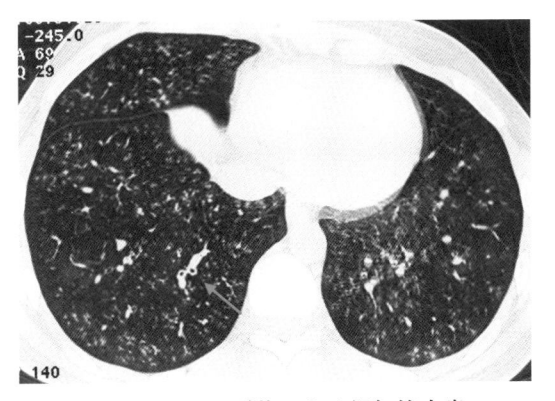

図5 インフルエンザ菌による細気管支炎
30歳代男性，慢性気管支炎としてフォロー中，呼吸困難感が増悪し当院受診，入院となった。BALFで肺炎桿菌を検出した。この後，HIV抗体陽性が判明し，後天性免疫不全症候群と診断された。
 胸部単純CTでは両側肺野にびまん性の小葉中心性粒状影が認められる。やや太い気管支では壁肥厚が明瞭である(→)。

 肺炎桿菌は，肺炎球菌と同様，肺胞性肺炎を呈する。画像についての従来の報告では，多量の浸出液により肺葉が拡張し，葉間を圧排する所見 bulging fissure sign を呈することと，早期から膿瘍形成や空洞形性を高頻度で合併すること(16〜25%)が特徴とされてきたが，これらは単独・混合感染の区別はなされていなかった[15]。しかし，Okadaらは160例の急性肺炎桿菌肺炎の検討を行い，肺炎桿菌による肺炎の約80%がメチシリン耐性黄色ブドウ球菌(methicillin-resistant *Staphylococcus aureus*：MRSA)や緑膿菌などとの混合感染であることを示し，単独感染と混合感染についてCT所見の比較を行っている[16]。肺炎桿菌単独感染のCT所見は，非区域性のすりガラス影および浸潤影を高頻度に認め，しばしば網状影を伴っている(図6)。気管支壁肥厚は26%，小葉中心性粒状影は4〜6%にみられ，約70%の症例で両肺に広がり，半数に胸水を伴う[16)17]。

 また，従来から特徴的とされた空洞形成は，単独感染では約0.5%にとどまるが，混合感染例では16〜24%に空洞形成を認め，両者間に有意な差が認められる[16)17]。さらに混合感染例では気管支壁肥厚および小葉中心性粒状影の頻度が高く，胸水も高頻度に認められ，単独感染に比して死亡率も高い。

❶ 細菌感染症（市中肺炎）

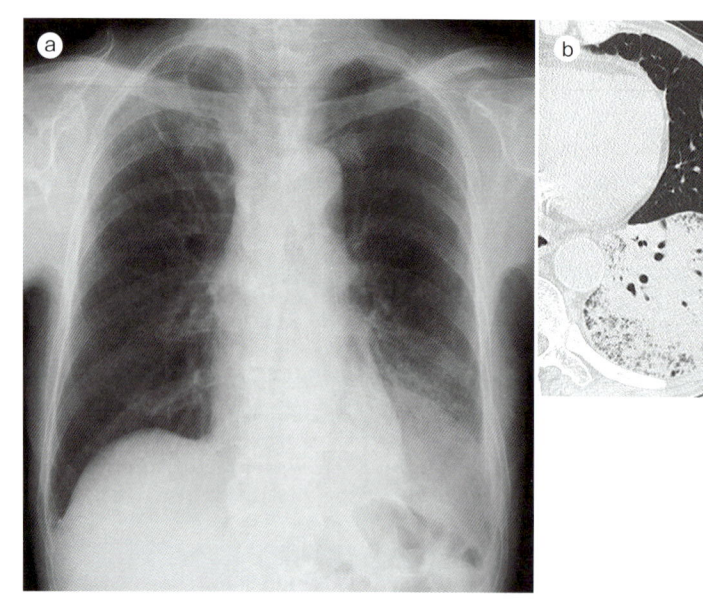

図6　肺炎桿菌による肺胞性肺炎
80歳代男性，胃癌術後。
a．胸部単純X線写真：左下肺野に浸潤影を認める。
b．胸部単純CT（肺野条件）：左下葉に気管支透亮像を伴う濃い浸潤影がある。葉間胸膜が若干膨隆している。

レジオネラ菌（*Legionella pneumophilia*）

　レジオネラ菌は，ブドウ糖非発酵グラム陰性桿菌で，20℃以上の水が停滞または循環する人工環境（冷却塔水，温泉，24時間風呂），河川，湖などでアメーバを宿主として繁殖しており，これらを含んだエアロゾルを経気道的に肺内に吸引することで発症する。グラム染色で検出されず，β-ラクタム抗菌薬が無効であることから非定型肺炎に分類される。

　レジオネラ肺炎は3～10日の潜伏期間の後，発熱，筋肉痛，呼吸困難などで発症する。致死的な肺炎であり，重症肺炎をみた場合には常に考慮すべき疾患である。病初期の診断・治療が重要であり，早期診断には尿中抗原が有用であるが，*Legionella pneumophilia* serogroup 1以外の検出は劣ることを念頭に入れておく必要がある。

　基本的な病理所見は気管支肺炎であるが，炎症細胞やフィブリンなどの肺胞内充満が強く，急速に，また多肺葉にわたって，肺胞性肺炎様の進展を呈する。

　胸部単純X線写真では片側あるいは両側性の浸潤影，すりガラス影が急速に拡大するのが特徴であり，進行が速いため胸部単純X線写真で肺胞性肺炎の様相を呈することが多い。

　Sakaiらは38例のレジオネラ肺炎のCT所見について，35例の肺炎球菌肺炎との比較を交えて報告している[18]。分布は，一葉のみが5例，片側性複数葉10例，両側性多発病変が23例であった。陰影は，基本的には肺胞性肺炎パターンを示し，比較的広範に拡がるすりガラス影に，明瞭かつ直線的な区域性あるいは亜区域性の気管支透亮像を伴う浸潤影が散

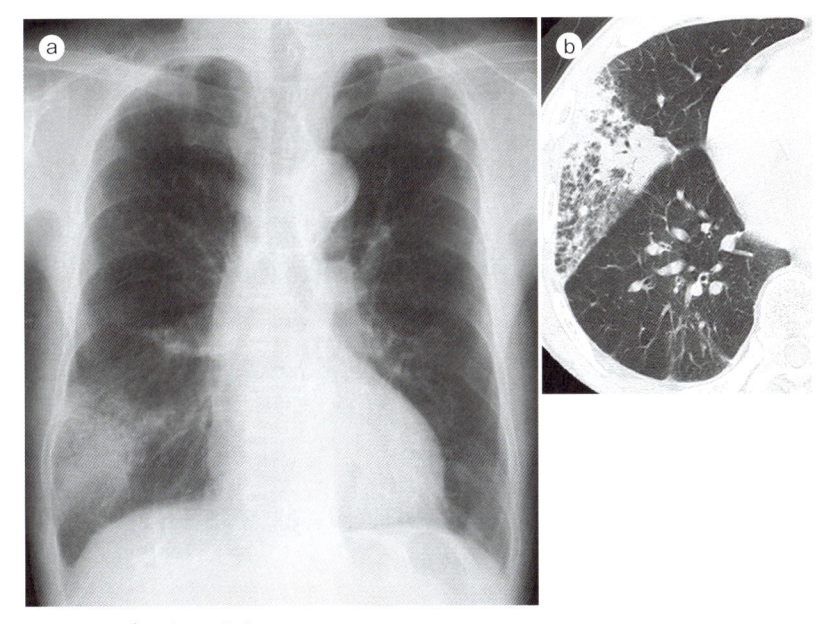

図7 レジオネラ肺炎
70歳代男性，気管支喘息。
a．胸部単純X線写真：右下肺野に浸潤影を認める。
b．胸部単純CT（肺野条件）：右中葉にすりガラス影の混在する浸潤影を認める。正常肺野との境界は直線的で明瞭である。

在する。この所見は最も頻度が高く24例(63%)に認められたが，肺炎球菌性肺炎では3例(9%)にとどまり，鑑別に有用な所見と考えられる。また，気管支肺炎の要素が認められる点や，急速に両肺に進行する点が肺炎球菌との違いであると考えられる（図7）。ただしすりガラス陰影を伴わない均一な浸潤影を示し，肺炎球菌性肺炎に類似するパターンを呈する症例もあり，両者の画像診断のみでの鑑別は容易ではない。

胸水の頻度が高く，縦隔リンパ節腫大もまれに認められる。

ストレプトコッカス・ミレリ群(*Streptococcus milleri* group：SMG)

SMGは緑色連鎖球菌 *Viridans Streptococci* のひとつで，*Streptococcus anginosus*, *Streptococcus constellatus*, *Streptococcus intermedius* の3菌種が含まれる。元来口腔内常在菌であるため呼吸器感染症の起因菌としては特に問題とされていなかったが，近年SMGは呼吸器感染症，敗血症，心内膜炎，消化器感染症や口腔内感染症の重要な起因菌のひとつとされ，注目されている。SMG呼吸器感染症の発症機序としては，SMGが高頻度に存在する歯間溝や歯垢の誤嚥が関与していると考えられている[19]。

SMGは呼吸器感染症では，①肺化膿症や膿胸の頻度が高い，②喫煙者，基礎疾患を有する患者および免疫力の低下した患者に発症しやすい，③嫌気性菌との混合感染が多い，といった臨床的特徴が報告されている[20)21]。また嫌気性菌との複合菌感染は，単独感染に比べ肺化膿症および膿胸への悪化の頻度が高くなり，感染症の重症度を増す危険因子であ

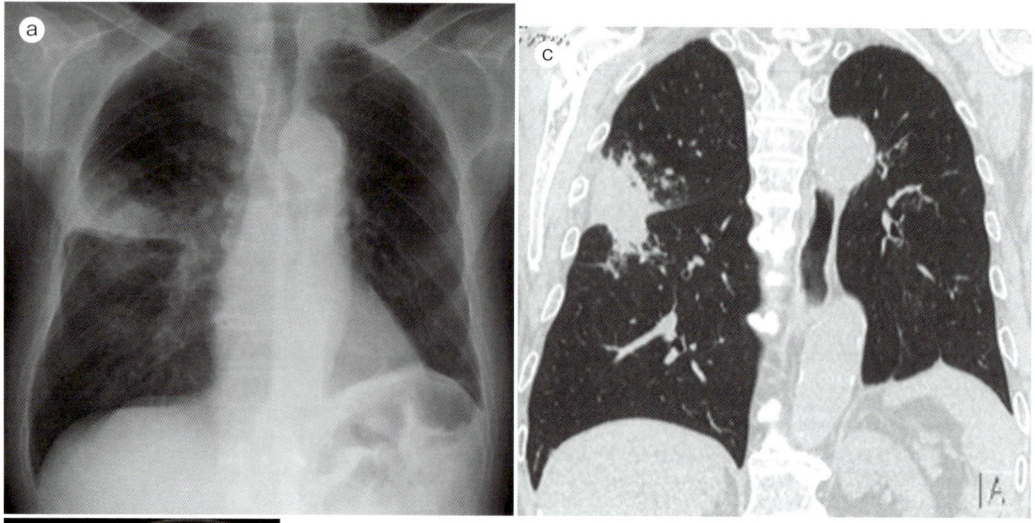

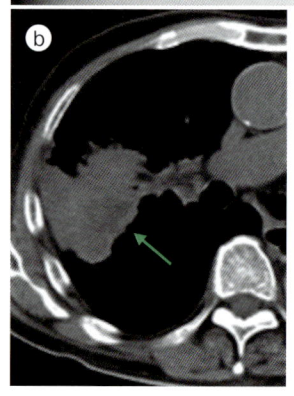

図8 *Streptococcus anginosus*（ミレリ群）による肺化膿症
a．胸部単純X線写真：右中肺野に小葉間裂を越えて連続する浸潤影を認める。
b．胸部単純CT（縦隔条件）：右S^2〜S^6に連続する浸潤影。内部は一部低濃度を示し、膿瘍化が疑われる（→）。
c．胸部単純CT（冠状断）：葉間胸膜を跨いで拡がる濃い浸潤影の周囲に、小葉中心性粒状影が散見される。

ることが報告されている[22]（図8）。

　藤木ら[21]によるSMG感染症15例の検討では、肺炎（7例）、肺化膿症（2例）、膿胸（3例）と急性気管支炎（3例）であり、平均年齢57.8歳（16〜87歳）で、12例が男性であった。15例中13例に感染症に影響を及ぼす中等度から重症の基礎疾患があり、慢性呼吸器疾患、食道または胃の手術の既往、中枢神経障害、アルコール常用者、肝炎および膵炎、糖尿病および悪性疾患が認められた。複合菌感染は15例中5例であった。治療はドレナージとカルバペネム系薬剤を中心とした併用化学療法が有用で、14例が治癒したが、食道癌手術の既往があるSMG院内肺炎症の1例が死亡したと報告している。

　近年、中等度以上の基礎疾患を有する患者においてSMGによる急性呼吸器感染症は増加傾向にあり、注意が必要である。

おわりに

　市中肺炎の画像所見につき、代表的な起炎菌について解説を行った。それぞれの特徴的所見を概説したが、非特異的な所見が多く、画像所見によって起炎菌を絞りきることは実臨床の現場では難しいことが多いと思われる。あくまでも画像所見は、臨床所見やほか

の検査所見などから得られる臨床診断を補完するものと考える．また肺炎に対する画像診断としては，現在でも胸部単純X線写真で診断可能であればそれ以上の画像検査は不要であるが，胸部単純X線写真のみで情報量が不足する場合も多く，適宜CTを活用することが大切である．

●文献

1) 日本呼吸器学会呼吸器感染症に関するガイドライン作成委員会．成人市中肺炎診療ガイドライン．2007．
2) Nambu A, Saito A, Araki T, et al. *Chlamydia pneumoniae*: comparison with findings of *Mycoplasma pneuamoniae* and *Streptococcus pneumoniae* at thin-section CT. Radiology 2006;238:330-8.
3) Okada F, Ando Y, Wakisaka M, et al. *Chlamydia pneumoniae* pneumonia and *Mycoplasma pneumoniae* pneumonia: comparison of clinical findings and CT findings. J Comput Assist Tomogr 2005;29:626-32.
4) Lieberman D, Schlaeffer F, Boldur I, et al. Multiple pathogens in adult patients admitted with community-acquired pneumonia: a one year prospective study of 346 consecutive patients. Thorax 1996;51:179-84.
5) Ishida T, Hashimoto T, Arita M, et al. Etiology of community-acquired pneumonia in hospitalized patients: a 3-years prospective study in Japan. Chest 1998;114:1588-93.
6) Minagawa S, Takayanagi N, Hara K, et al. Clinical features of mixed infections in patients with *Streptococcus pneumonia* pneumonia. Nihon Kokyuki Gakkai Zasshi 2008;46:278-84.
7) Roux A, Ewig S, Garcia E. Mixed community acquired pneumonia in hospitalized patients. Eur Respir J 2006;27:795-800.
8) Okada F, Ando Y, Matsushita S, et al. Thin-section CT findings of patients with acute *Streptococcus pneumoniae* pneumonia with and without concurrent infection. Br J Radiol 2012;85:357-64.
9) Okada F, Ando Y, Tanoue S, et al. Radiological findings in acute *Haemophilus influenzae* pulmonary infection. Br J Radiol 2012;85:121-6.
10) Kofteridis D, Samonis G, Mantadakis E, et al. Lower respiratory tractinfections caused by *Haemophilus influenzae*: clinical features and predictors of outcome. Med Sci Monit 2009;15:135-9.
11) 有田健一，大道和宏，杉原基弘，ほか．インフルエンザ菌性肺炎の胸部X線写真所見．日胸 1996;55:857-62.
12) 中村孝人，山本佳史，米田和之，ほか．びまん性粒状陰影を呈したインフルエンザ桿菌肺炎の1例．呼吸 2004;23:324-8.
13) 古西　満，中村孝人，吉本善一郎，ほか．びまん性粒状影を呈したAIDS関連インフルエンザ桿菌肺炎の1例．日呼吸会誌 2002;40:905-9.
14) Jong GM, Hsiue TR, Chen CR, et al. Rapidly fatal outcome of bacteremic *Klebsiella Pneumoniae* pneumonia in alcoholics. Chest 1995;107:214-7.
15) Moon WK, Im JG, Yeon KM, et al. Complication of *Klebsiella pneumonia*: CT evaluation. J Comput Assist Tomogr 1995;19:176-81.
16) Okada F, Ando Y, Honda K, et al. Acute *Klebsiella Pneumoniae* pneumonia alone and with concurrent infection: comparison of clinical and thin-section CT findings. Br J Radiol 2012;83:854-60.
17) Okada F, Ando Y, Honda K, et al. Clinical and pulmonary thin-section CT findings in acute *Klebsiella Pneumoniae* pneumonia. Eur Radiol 2009;19:809-15.
18) Sakai F, Tokuda H, Goto H, et al. Computed tomographic features of *Legionella pneumophila* pneumonia in 38 cases. J Comput Assist Tomogr 2007;31:125-31.
19) Grossling J. Occurrence and pathogenicity of *Streptococcus milleri* group. Rev Infect Dis 1998;10:257-85.
20) Porta G, Rodriguez-Carballeira M, Gomez L, et al. Thoracic infection caused by *Streptococcus milleri*. Eur respir J 1998;12:357-62.
21) 藤木　玲，川山智隆，力丸　徹，ほか．3年間における*Streptococcus milleri* group 呼吸感染症の臨床検討．感染症誌 2002;76:174-9.
22) Shinzato T, Saito A. A mechanism of pathogenicity of "*Streptococcus milleri* group" in pulmonary infection: synergy with an anearobe. J Med Microbiol 1994;40:118-23.

2 細菌感染症（院内肺炎）

室田真希子　佐藤　功　山本由佳　西山佳宏

はじめに

　市中肺炎（community-acquired pneumonia：CAP）に対し，院内肺炎（hospital-aquired pneumonia：HAP）とは，「入院48時間以降に新しく出現した肺炎」と定義される。基礎疾患や免疫能などの宿主要因や耐性菌など，治療が難しいことが多い。また，院内肺炎では人工呼吸器関連肺炎（ventilator-associated pneumonia：VAP）や誤嚥性肺炎など，より病態は複雑である。診療ガイドラインとしては日本呼吸器学会より，2008年に「成人院内肺炎診療ガイドライン」として改訂され公表されている。

　さらに近年，米国で医療関連肺炎（healthcare-associated pneumonia：HCAP）のガイドラインが発表され，わが国でも米国との医療環境などの違いが考慮された医療・介護関連肺炎（nursing and healthcare-associated pneumonia：NHCAP）診療ガイドラインが2011年に刊行された。表に定義を示すが，重症度・死亡率や耐性菌リスクでCAPとHAPの間に位置すると考えられる。

　院内肺炎においては，黄色ブドウ球菌が23.5％と約1/4を占めるが，その中の7割以上（全体の17.3％）と大半がメチシリン耐性黄色ブドウ球菌（methicillin-resistant *Staphylococcus aureus*：MRSA）である。次に18.3％と緑膿菌の頻度が高い。また，市中肺炎の原因菌として頻度の高い肺炎球菌とインフルエンザ菌の頻度も決して低くない[1]。これらの起炎菌の単純X線写真やCTでの病原菌の推測は困難なことが多い。

　このほかに画像上，細菌性肺炎の呈し得る像で鑑別が問題となる疾患をいくつか紹介したい。

表　医療・介護関連肺炎（NHCAP）の定義

1. 長期療養型病床群もしくは介護施設に入所している*。
2. 90日以内に病院を退院した。
3. 介護**を必要とする高齢者，身体障害者。
4. 通院で継続的に血管内治療（透析，抗菌薬，化学療法，免疫抑制薬などによる治療）を受けている。

*精神病床も含む，**介護の基準。
　PS3（限られた自分の身の回りのことしかできない，日中の50％以上をベッドか椅子で過ごす）を目安とする。

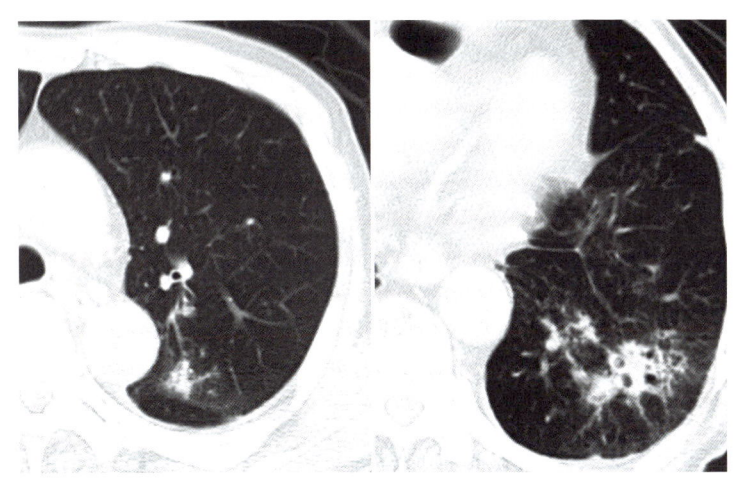

図1 メチシリン感受性黄色ブドウ球菌(MSSA)胸部CT所見
斑状の濃度上昇域と粒状影を認める。

黄色ブドウ球菌（*Staphylococcus aureus*）（図1，2）

グラム陽性球菌で，典型的には区域性分布を示す気管支肺炎を呈する。重症度によって斑状影や癒合して浸潤影を呈する。炎症性の滲出物で気道が満たされ，区域性の無気肺を起こす。このためエアー・ブロンコグラムはあまりみられない。HRCTでは気管支肺炎を反映して小葉中心性陰影やいわゆる "tree-in-bud" サインがみられることもある[2]。また，胸水は30～50％でみられ半数近くが膿胸を呈す[3]。Morikawaらはメチシリン感受性黄色ブドウ球菌とMRSAのthin-section CT所見に関して，ともにすりガラス影，気管支壁肥厚，コンソリデーション，小葉中心性粒状影や網状影などが観察されると報告している[4]。両者の対比では小葉中心性粒状影，とりわけ "tree-in-budパターン" を呈した粒状影の頻度，および末梢性の分布や胸水の頻度がMRSA肺炎のほうが有意に高い。

その他，あまり多くはないが，多発結節や楔状陰影で敗血症性肺塞栓が画像所見として紹介されている（図14a，b）[5]。

緑膿菌（*Pseudomonas aeruginosa*）（図3）

VAPの起炎菌としてはグラム陰性菌が75％を占め，緑膿菌が最もよく検出され1/4を占める。緑膿菌による院内肺炎の死亡率は60～80％と高く，広域の抗菌薬の使用を長引かせる[6)7]。画像所見としては典型的には斑状の気管支肺炎パターンで，大葉性の浸潤影はそれほど多くない。壊死性気管支肺炎を起こし，空洞を来すことも多い。ShahらのCT所見の検討ではコンソリデーションは全例で認められ，多発性コンソリデーションが最もよくみられている[6]。結節影が半数でみられ1/3で小葉中心性陰影を呈し，壊死は1/3で認められたと報告している。

肺炎桿菌（*Klebsiella pneumoniae*）（図4）

CAPの急性肺胞性肺炎に占める割合とし

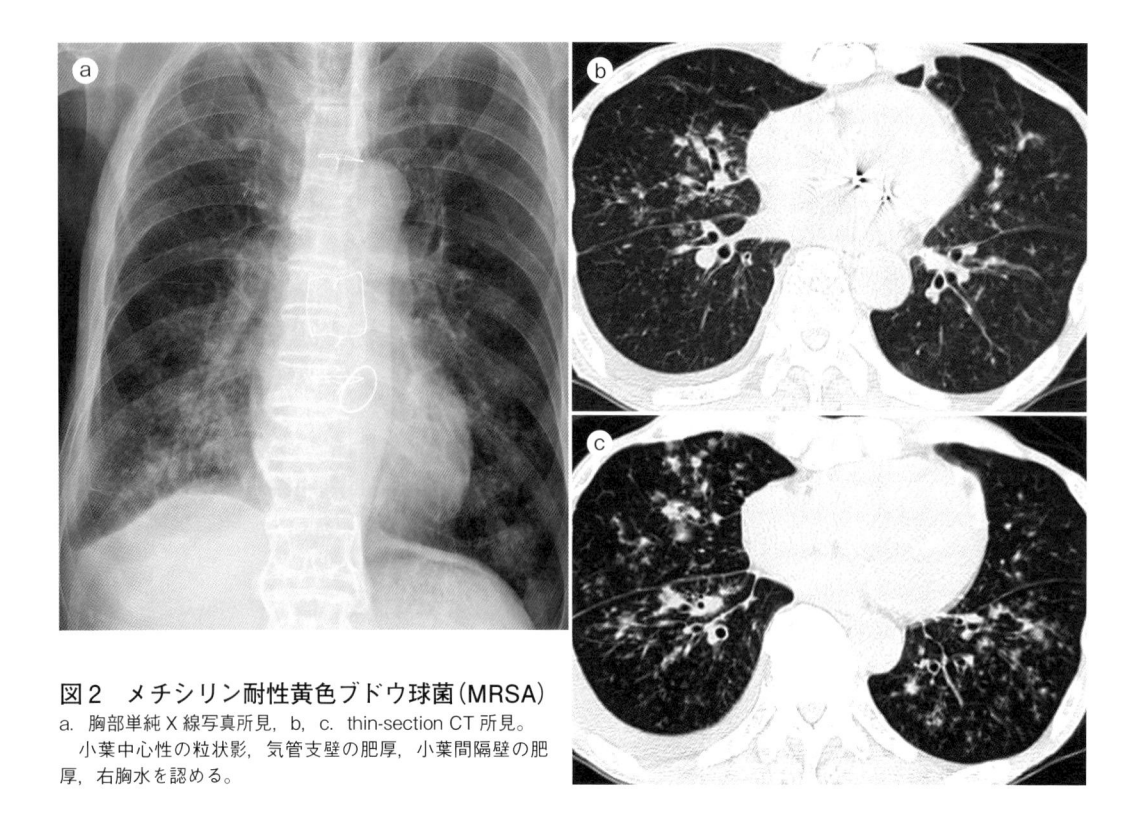

図2 メチシリン耐性黄色ブドウ球菌(MRSA)
a. 胸部単純X線写真所見，b，c. thin-section CT所見。
　小葉中心性の粒状影，気管支壁の肥厚，小葉間隔壁の肥厚，右胸水を認める。

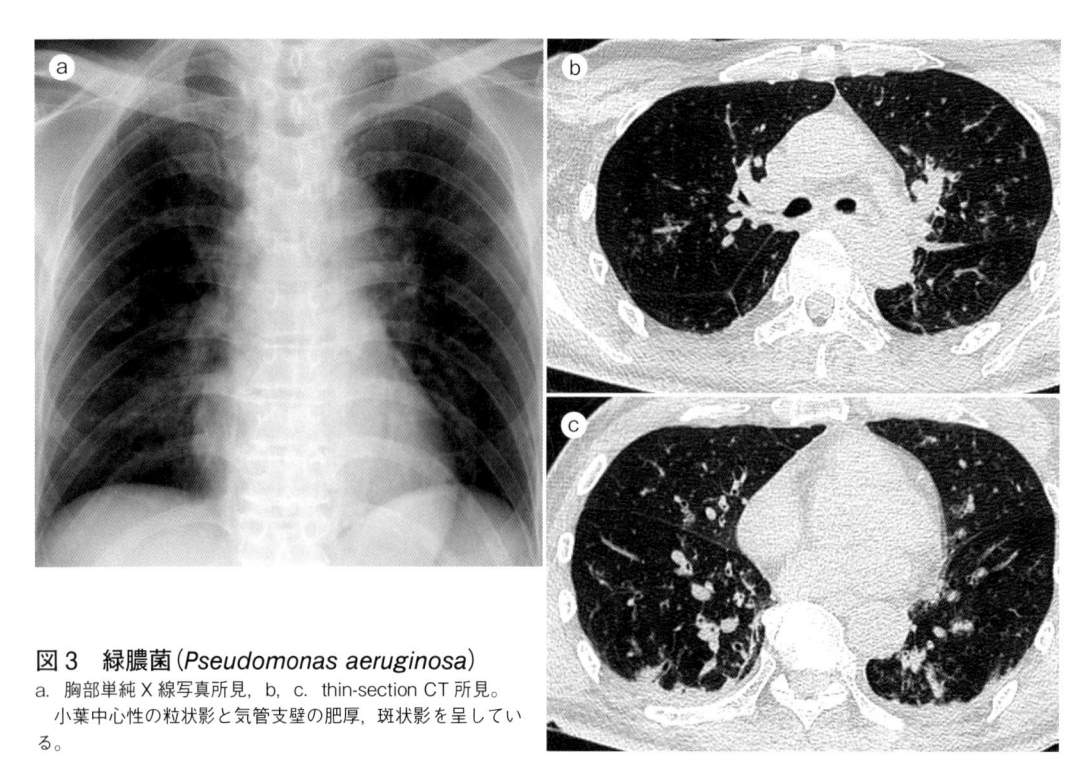

図3 緑膿菌(Pseudomonas aeruginosa)
a. 胸部単純X線写真所見，b，c. thin-section CT所見。
　小葉中心性の粒状影と気管支壁の肥厚，斑状影を呈している。

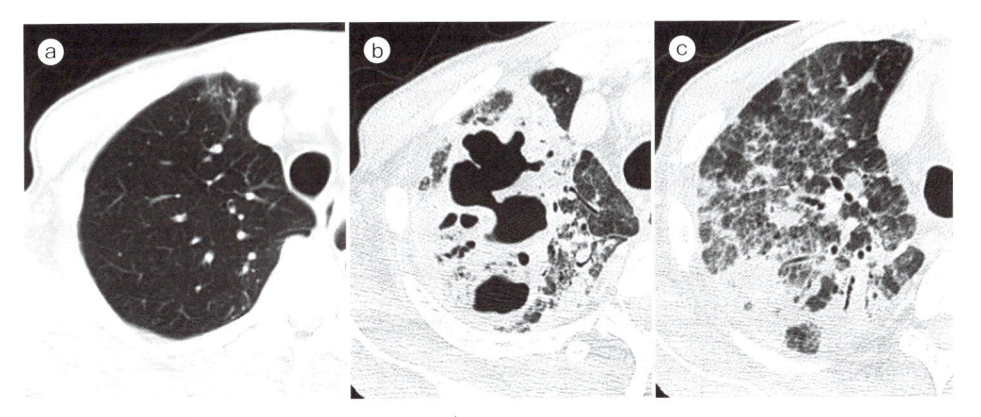

図4 肺炎桿菌(*Klebsiella pneumoniae*)
a. 胸部CT所見，b, c. HRCT所見。
　約1.5カ月前のCTでは空洞はみられない(a)。右上葉に濃度上昇域やすりガラス影，網状影あり，空洞性陰影の出現を認める。

てはあまり多くないが，典型的には50歳代で大酒家の男性の急性肺炎の起炎菌として知られており，HAPの原因菌としても重要である。CAPが16％に対しHAPでは32％と2倍死亡率が高いと報告されている[8]。画像所見は肺炎球菌と同様に，エア・ブロンコグラムを含む均質なコンソリデーションを呈す。肺炎球菌に起因する肺炎と比較すると，多量の滲出物により肺葉が膨張し葉間を膨隆(bulging)させ，また膿瘍形成しやすい傾向にある[3]。Okadaらは急性期のthin-section CT所見の検討で，すりガラス影は全例にみられ，大半の症例でコンソリデーションと網状影があり，陰影は両側性で末梢性に観察されるものが多かったと報告している[9]。さらに，*Klebsiella pneumoniae*単独の感染による肺炎とMRSAや*Pseudomonas aeruginosa*と混合感染した肺炎のthin-section CTの像を対比した検討もされている[10]。それによると，前述の所見は有意差なくどのグループにもみられたが，小葉中心性粒状影や気管支壁の肥厚，気管支拡張像は*Klebsiella pneumoniae*単独に比べ混合感染で有意に頻度が高い。また，空洞に関しては*Klebsiella pneumoniae*単独では1.3％と低いが，混合感染では16.4％と24.0％と有意に高く，死亡率も単独感染では15.0％に対し混合感染では38.2％と44.0％と高い。これらの混合感染の結果は従来の*Klebsiella pneumoniae*肺炎の報告と類似しており，従来の報告は混合感染も反映されているのではないかと考察されているのが大変興味深い。

インフルエンザ菌(*Haemophilus influenzae*)(図5)

鼻咽腔といった上気道に存在する常在菌と考えられている。このため，鼻咽腔から下気道へ進展することで感染する。慢性閉塞性肺疾患(chronic obstructive pulmonary disease：COPD)の急性増悪の因子として重要である[11]。院内肺炎の起炎菌としても肺炎の特別な危険因子がない患者に軽度〜中等度の重症度を来す起炎菌として重要である[2]。画像では，気管支肺炎パターンが多く，肺炎球菌のような非区域性のコンソリデーションや

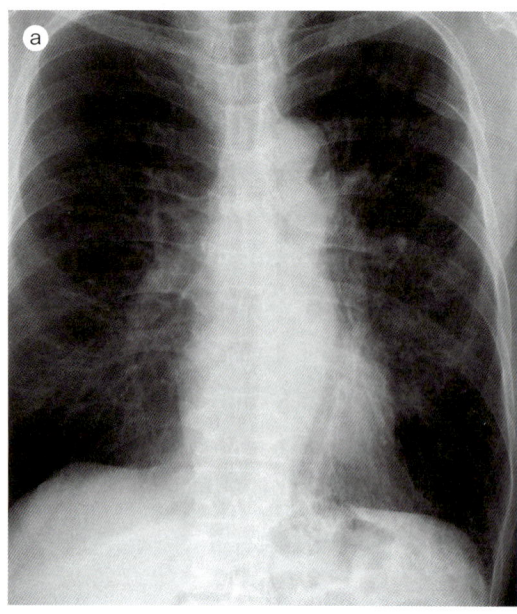

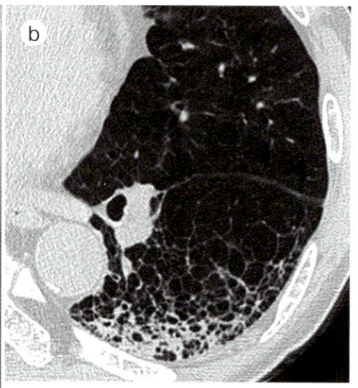

図5 インフルエンザ菌（Haemophilus influenzae）
a. 胸部単純X線写真所見, b. thin-section CT所見。
　COPDの急性増悪例。ベースの肺に肺気腫あり。網状影があり, 間質影が増強, もしくは一部は空洞のようにみえるが, 肺気腫に伴う肺炎の像である。

それらの混合性のパターンは多くはない。15〜30%に網状粒状影の間質性パターンがコンソリデーションに合併してみられる[3]。Okadaらは単独感染のthin-section CT所見を検討しており, すりガラス影, 気管支壁肥厚, 小葉中心性粒状影, コンソリデーションと気管支拡張像が主な所見で, 分布は末梢性であったとしている[11]。以前の検討と比較して, *Streptococcus pneumoniae* や *Klebsiella pneumoniae*, *Chlamydia pneumoniae* のCT所見と比べ気管支壁の肥厚, 小葉中心性粒状影の頻度は高かったが, 網状影の頻度は *Klebsiella pneumoniae* や *Chlamydia pneumoniae* と比較して低い。

同様にCOPDの急性増悪の原因となり, HAPの起炎菌として知られている *Moraxella catarrhalis*（図6）も thin-section CT での所見が検討されている[12]。それによると, すりガラス影が最もよくみられた所見で, 次いで気管支壁肥厚, 小葉中心性粒状影, コンソリデーション, 気管支拡張が観察された。

肺炎球菌（*Streptococcus pneumoniae*）（図7, 8）

市中肺炎の最も代表的な起炎菌だが, HAPでも比較的多い起炎菌である。画像所見としては大葉性のコンソリデーションや肺胞性肺炎として描出される。単独感染と混合感染をthin-section CTで比較した報告によると, *Streptococcus pneumoniae* で小葉中心性粒状影や気管支壁の肥厚, 空洞や両側胸水といった所見をみた場合は混合感染も考えるべきだとしている[13]。

院内肺炎のCT所見と鑑別疾患

代表的な所見と鑑別が問題になる疾患について簡単に述べる。

■コンソリデーション

肺炎の典型的な所見である。誤嚥性肺炎で

図6 モラクセラ・カタラーリス(*Moraxella catarrhalis*)
a. 胸部単純X線写真所見：右肺を中心に斑状影や粒状網状影を認める。
b〜d. thin-section CT所見：HRCTで，濃度上昇域やすりガラス影，粒状影，小葉間隔壁の肥厚あり。ごく軽度の気管支拡張像が見られる部(→)もある。

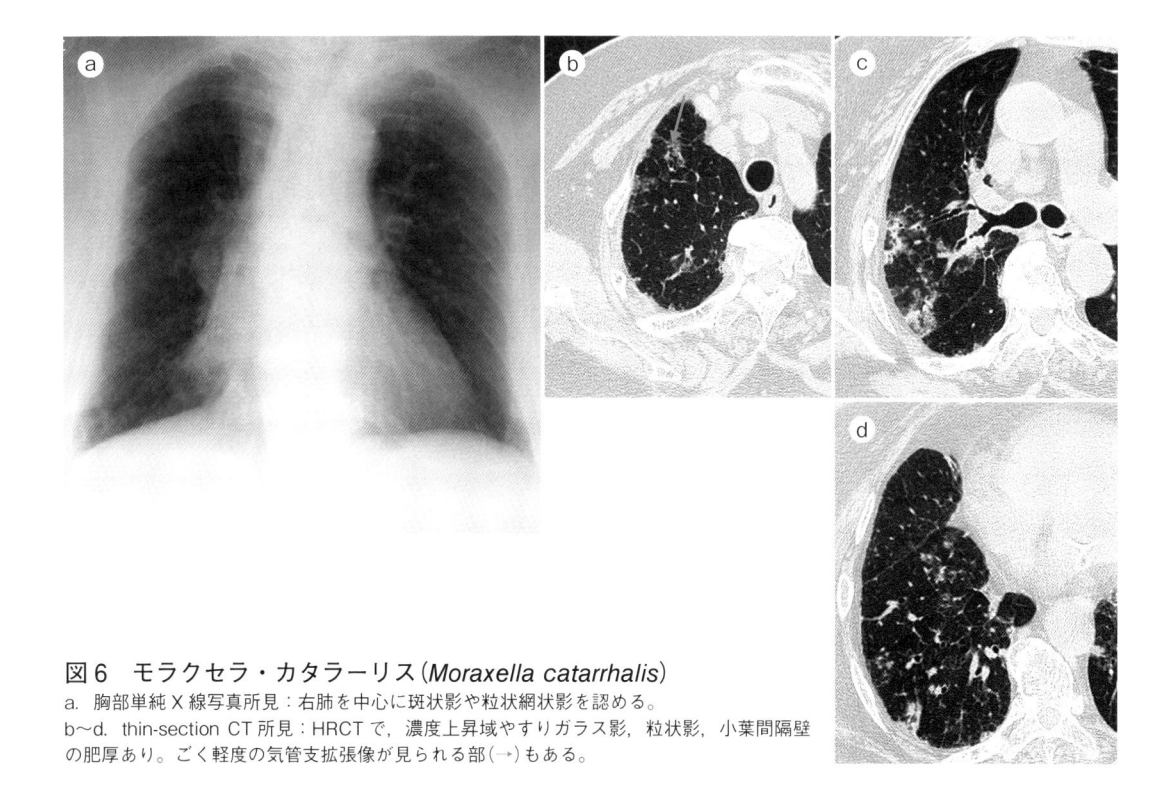

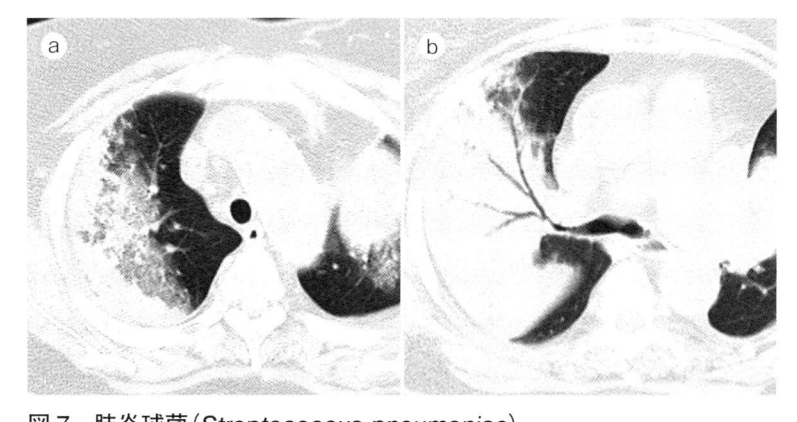

図7 肺炎球菌(*Streptococcus pneumoniae*)
肺癌術後の再発に対し，化学療法施行し1週間前に退院したばかりであった。HCAPに相当する症例と思われる。エアー・ブロンコグラムを伴うコンソリデーションやすりガラス影の出現を認める。左肺の腫瘤影は治療中の再発肺癌である。

もみられることが多く，背側末梢肺野を中心に観察される。誤嚥性肺炎の診断には分布の評価が重要である。末梢性のコンソリデーションの鑑別疾患としては，特発性器質化肺炎(cryptogenic organizing pneumonitis：COP)(図9)や慢性好酸球性肺炎，縦隔側優位のコンソリデーションでは肺水腫が挙げられる。また，陰影に動きがない，もしくは緩徐に増悪する場合は粘液産生性の肺腺癌(図10)や悪性リンパ腫も鑑別に挙がる。

2 細菌感染症（院内肺炎）

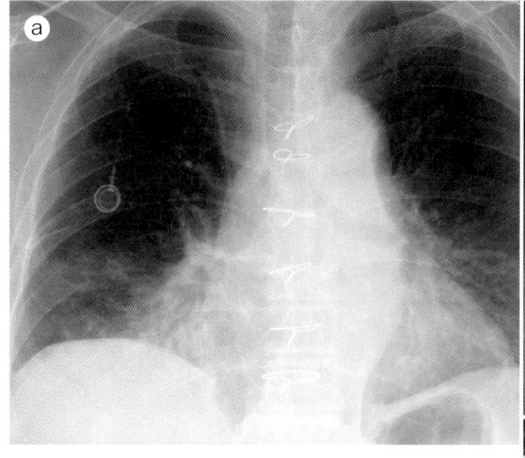

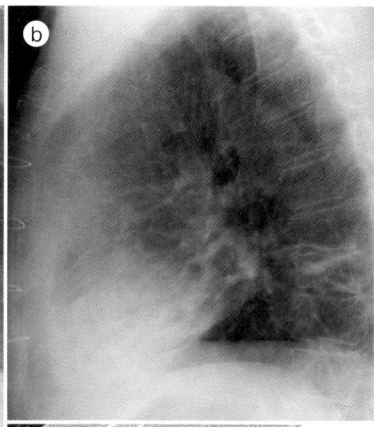

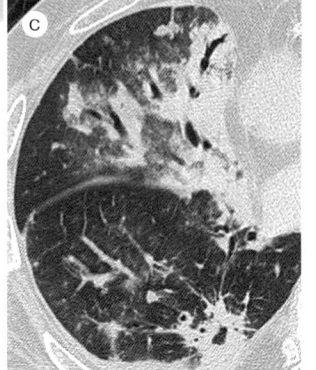

図8 肺炎球菌（*Streptococcus pneumoniae*）
 すりガラス影とコンソリデーションあり。下葉の空洞を伴う陰影は多発血管炎性肉芽腫症（Granulomatosis with poly-angiits：GPA，以前のWegener肉芽腫）による陰影。

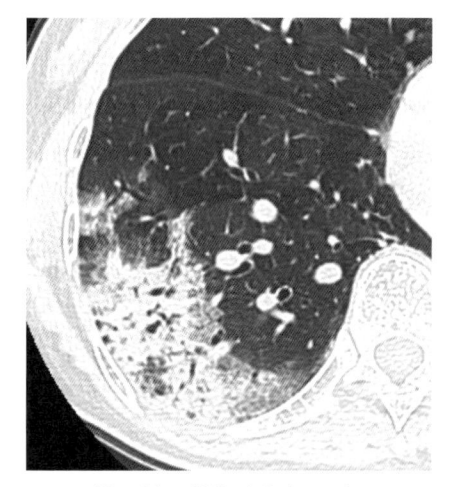

図9 特発性器質化肺炎（COP）
 HRCT所見：右下葉にコンソリデーションとすりガラス影あり。エアー・ブロンコグラムも認められる。

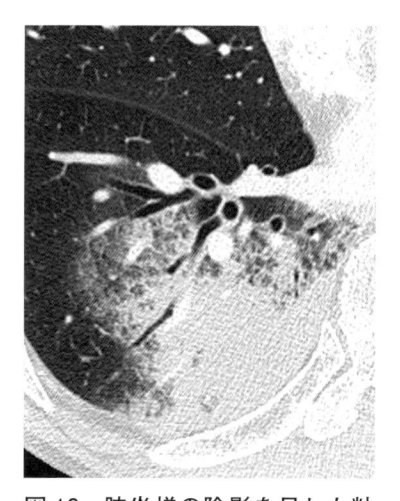

図10 肺炎様の陰影を呈した粘液産生性肺腺癌
 HRCT所見：右下葉にコンソリデーションやすりガラス影，網状影あり。エアー・ブロンコグラムも認められる。

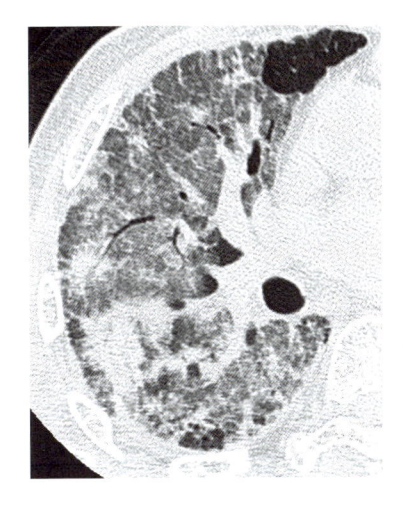

図11 急性呼吸窮迫症候群（ARDS）
HRCT所見：びまん性にすりガラス影や網状影が拡がっており，一部コンソリデーションを呈している。

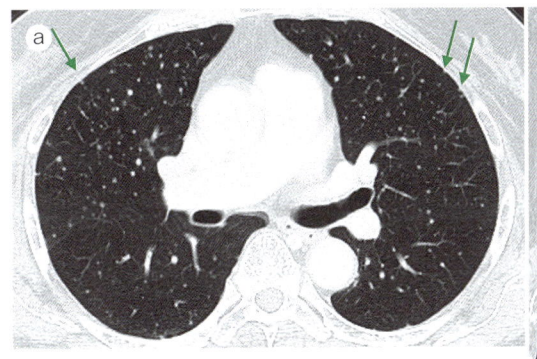

図12 粟粒状（微細粒状影）の肺転移
a. thin-section CT所見，b. 冠状断像 CT所見。
甲状腺癌術後，多発肺転移。微細な多発性粒状影を呈している。胸膜上（→）や葉間胸膜上に乗る粒状影（▶）もあり，ランダムな分布から血行性分布の陰影である。

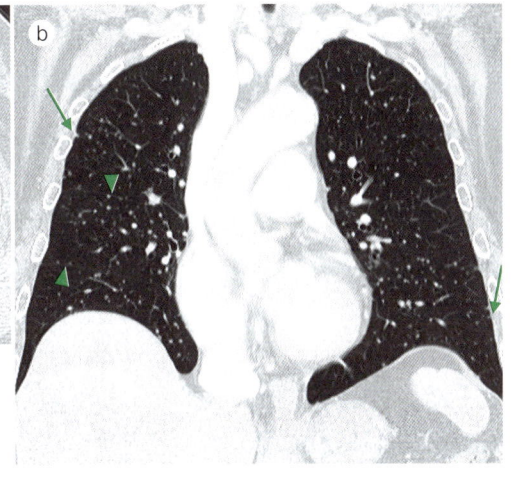

■GGO

　広汎にすりガラス陰影が拡がる場合は急性呼吸窮迫症候群（acute respiratory distress syndrome：ARDS）（図11）が鑑別に挙げられる。実際は感染を契機としてARDSが起こることも多く，鑑別が困難なことが多い。広汎なすりガラス影としては，ほかに薬剤性肺炎を含め間質性肺炎や，ニューモシスチス肺炎も鑑別が重要である。

■粒状影

　気管支肺炎や誤嚥性肺炎でよくみられる所見である。多発びまん性の粒状影の場合，粟粒結核や転移性肺腫瘍（図12），癌性リンパ管症（図13）なども鑑別に挙げられる。気管支肺炎や誤嚥性肺炎では小葉中心性の粒状影を呈し，粟粒結核や転移性肺腫瘍ではランダム分布（血行散布性陰影），癌性リンパ管症では広義間質性陰影（リンパ行性陰影）を呈するため，CTでの分布の読影が重要である。

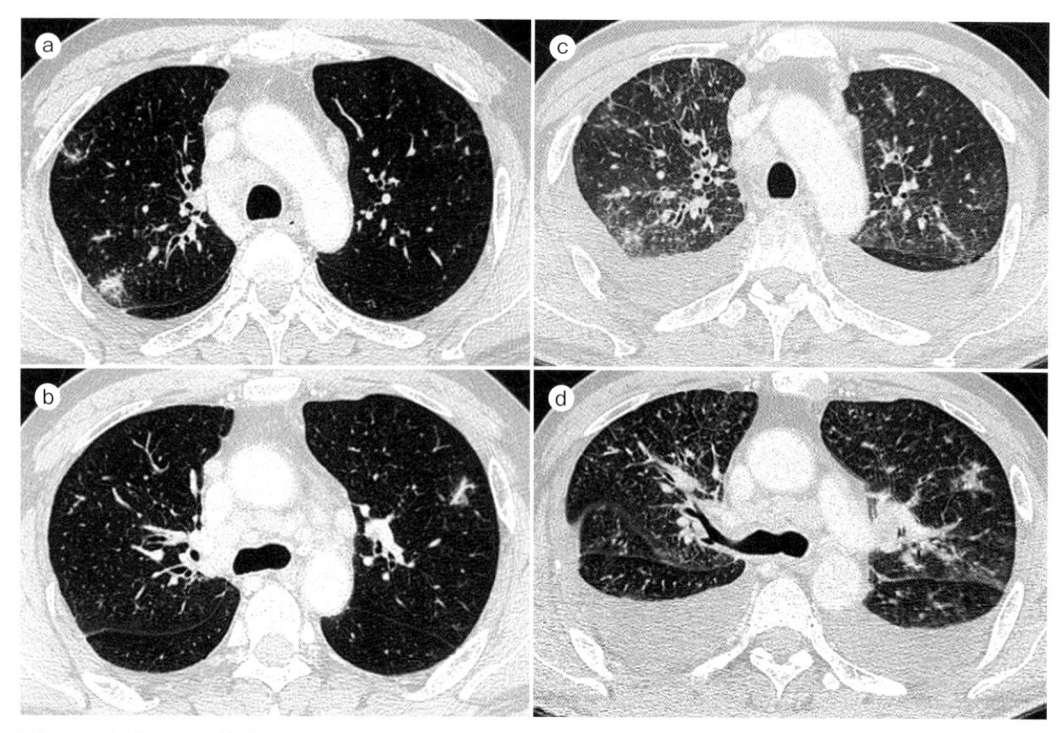

図13 癌性リンパ管症
　thin-section CT 所見：腎癌術後，分子標的薬治療中に両肺野に斑状影，粒状影が出現した。肺炎として経過がみられていたが，陰影は消退することなく，増悪していった。3カ月後のCT (c, d) では小葉間隔壁の肥厚や気管支壁の肥厚といった広義間質性陰影の増悪がみられているが，初回CT (a, b) でも，よく観察すると粒状影は気管支血管束周囲に乗る広義間質性陰影を呈している。

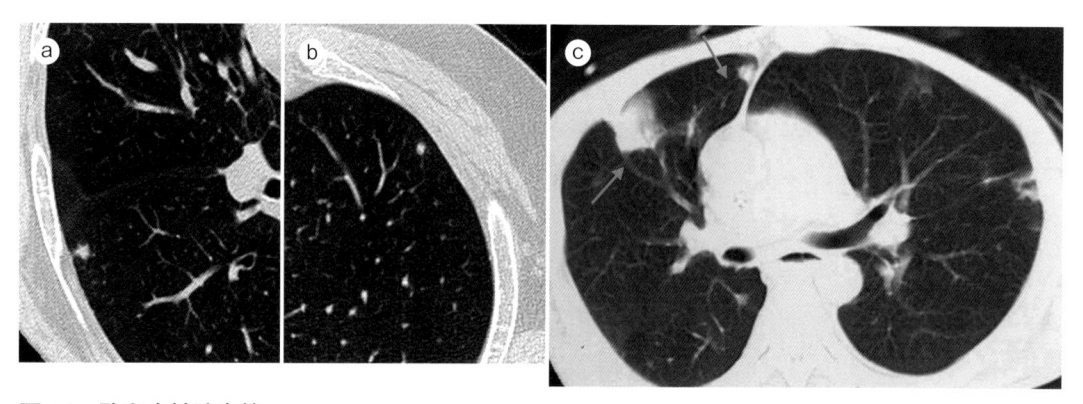

図14 敗血症性肺塞栓
a, b. HRCT 所見：黄色ブドウ球菌の敗血症性肺塞栓。
c. 胸部CT 所見：MRSA 菌血症の敗血症性肺塞栓。胸膜直下に多発結節があり，空洞を伴う陰影もある。Feeding vessel sign を認める (→)。

■結節影

敗血症性肺塞栓(septic emboli)でも多発結節がみられ，feeding vessel sign(図14c)と言われる結節に血管が連なる像が鑑別に有用である。鑑別としては肺癌などの肺腫瘍，転移性肺腫瘍など各種結節陰影がある。

■空洞

空洞を形成する細菌感染のほか，肺気腫に肺炎を合併して空洞様の所見を呈することがある。肺気腫に肺炎を合併したのか空洞なのかは以前のCTとの比較が重要である(図4)。鑑別としては空洞を来す肺癌や侵襲性アスペルギルス症などが挙げられる。

●文献

1) 平潟洋一．肺炎2010．原因微生物による分類と臨床的特徴：細菌性肺炎．綜合臨床 2010；59：2046-50.
2) Fraser RG, Muller NL, Colman NC, et al. Anonymous Fraser and Pare's diagnosis of diseases of the chest. Philadelphia：Saunders, 1970：734-97.
3) Reynolds JH, McDonald G, Alton H, et al. Pneumonia in the immunocompetent patient. Br J Radiol 2010；83：998-1009.
4) Morikawa K, Okada F, Ando Y, et al. Meticillin-resistant Staphylococcus aureus and meticillin-susceptible S. aureus pneumonia：comparison of clinical and thin-section CT findings. Br J Radiol 2012；85：e168-75.
5) Silva CS. Anonymous imaging of pulmonary infections. Philadelphia：Lippincott Williams & Wilkins, 2006：20-55.
6) Shah RM, Wechsler R, Salazar AM, et al. Spectrum of CT findings in nosocomial Pseudomonas aeruginosa pneumonia. J Thorac Imaging 2002；17：53-7.
7) Romano L, Pinto A, Merola S, et al. Intensive-care unit lung infections：the role of imaging with special emphasis on multi-detector row computed tomography. Eur J Radiol 2008；65：333-9.
8) Kang CI, Kim SH, Bang JW, et al. Community-acquired versus nosocomial Klebsiella pneumoniae bacteremia：clinical features, treatment outcomes, and clinical implication of antimicrobial resistance. J Korean Med Sci 2006；21：816-22.
9) Okada F, Ando Y, Honda K, et al. Clinical and pulmonary thin-section CT findings in acute Klebsiella pneumoniae pneumonia. Eur Radiol 2009；19：809-15.
10) Okada F, Ando Y, Honda K, et al. Acute Klebsiella pneumoniae pneumonia alone and with concurrent infection：comparison of clinical and thin-section CT findings. Br J Radiol 2010；83：854-60.
11) Okada F, Ando Y, Tanoue S, et al. Radiological findings in acute Haemophilus influenzae pulmonary infection. Br J Radiol 2012；85：121-6.
12) Okada F, Ando Y, Nakayama T, et al. Pulmonary thin-section CT findings in acute Moraxella catarrhalis pulmonary infection. Br J Radiol 2011；84：1109-14.
13) Okada F, Ando Y, Matsushita S, et al. Thin-section CT findings of patients with acute Streptococcus pneumoniae pneumonia with and without concurrent infection. Br J Radiol 2012；85：e357-64.

3 マイコプラズマ，クラミジア

南部敦史　小林紀子　住田　薫　多湖正夫　小澤克良

はじめに

　一般にほとんどの感染性肺炎の画像所見は非特異的であり，画像から起因病原体を推定することは困難である。非定型肺炎においてもそれは同様である。しかし，時にその特徴的な像からその可能性を示唆できることもある。本項では非定型肺炎の代表的病原体であるマイコプラズマ肺炎，クラミジア肺炎の画像所見について述べる。なお，実際の臨床現場においては，感染性の肺炎については，胸部単純X線写真(以下，単純写真)が画像検査の中心的な役割を果たしているが，以下に述べる特徴的な所見のほとんどはCTによって得られるものであり，また，客観的かつ，詳細な画像所見の解析という点ではCTのほうが明らかに優れているので，CT所見の解説，症例提示が多くなっていることをご了承願いたい。

感染性肺炎診療における画像診断の役割

　感染性肺炎における画像診断の役割としては，①肺炎の診断の確定，②治療効果判定の補助，③特殊な感染症(結核，真菌など)，非感染性疾患(腫瘍，非感染性肺炎，血管炎など)の可能性の評価，除外，④肺炎の誘因となる基礎疾患(腫瘍，食道裂孔ヘルニアなど)の診断，⑤合併症(肺膿瘍，膿胸，急性呼吸窮迫症候群，器質化肺炎，閉塞性細気管支炎など)の診断，⑥肺炎の起因病原体の推定がある。①，②の目的には通常単純写真で十分であるが，③〜⑥の目的にはCTが必要となる。

　非定型肺炎は通常の細菌性肺炎と治療方針が異なる[1]。ウイルス肺炎はもちろんであるが，それは細菌感染症であるマイコプラズマ肺炎，クラミジア肺炎においても同様である[1]。成人市中肺炎診療ガイドラインによると，耐性菌発生の予防の観点から，安易に抗菌スペクトラムの広い抗菌薬を用いることを慎むべきことが明記されており，原因病原体に合わせた抗菌薬選択が必要である[1]。マイコプラズマ肺炎，クラミジア肺炎では血清抗体検査による診断が最も一般的な最終診断法であるが[2]，これらの検査は結果が出るまでに時間を要するため，最も重要な初期治療方針決定には間に合わない。

　臨床像は，本来通常の肺炎とは異なるはず

表1 鑑別に用いる項目

1. 年齢60歳未満
2. 基礎疾患がない，あるいは，軽微
3. 頑固な咳がある
4. 胸部聴診上所見が乏しい
5. 痰がない，あるいは，迅速診断法で原因菌が証明されない
6. 末梢血白血球数が10,000/μl未満である

(日本呼吸器学会市中肺炎診療ガイドライン作成委員会，編．成人市中肺炎診療ガイドライン．呼吸器学会「呼吸器感染症に関するガイドライン」．東京：日本呼吸器学会，2008より引用)

表2 鑑別基準*

6項目中4項目以上合致した場合：非定型肺炎疑い
6項目中3項目以下の合致：細菌性肺炎疑い
この場合の非定型肺炎の感度は77.9%，特異度は93.0%
5項目中3項目以上合致した場合：非定型肺炎疑い
5項目中2項目以下の合致：細菌性肺炎疑い
この場合の非定型肺炎の感度は83.9%，特異度は87.0%

*注：この鑑別法の対象には非定型肺炎の一つとして含まれることのあるレジオネラ肺炎は含まれていない。
(日本呼吸器学会市中肺炎診療ガイドライン作成委員会，編．成人市中肺炎診療ガイドライン．呼吸器学会「呼吸器感染症に関するガイドライン」．東京：日本呼吸器学会，2008より引用)

であるが(表1)．臨床像のみでは両者を確実に区別できない(表2)[1]．したがって，画像診断による非定型肺炎の診断補助は一定の臨床的意義を有する。

市中肺炎診療におけるCTの適応

市中肺炎診療におけるCTの有用性のエビデンスは乏しい。本邦の成人市中肺炎の画像診断ガイドラインによると，肺炎が強く疑われ単純写真が陰性の場合のみにC1のエビデンス(行うことを考慮してもよいが十分な根拠がない)が認められたとしている[3]。一般的なCTの適応は，重症肺炎，免疫低下患者の肺炎，抗菌薬に反応しない肺炎，腫瘍などの基礎疾患の疑われる肺炎，呼吸器症状があるが単純写真では異常がない場合などである[4]。しかし，実際の臨床現場では，個々の症例に応じて，適応が判断されている。市中肺炎の診療の中には，かなりの割合で非感染性疾患や結核などの特殊な感染症がまぎれている点は指摘しておきたい。私見では，臨床所見と単純写真で，通常の感染性肺炎であると自信をもって診断できない(非感染性疾患，特殊な感染症や特殊な病態を除外できない)のであれば，積極的にCTを考慮してもよいのではないかと考えている。

なお，CTを施行する際には，詳細な評価のために，通常の5mm厚程度のCTに加え，病変部の薄いスライス(1mm程度)の画像再構成(high resolution CT；高分解能CT)が推奨される。

感染性肺炎の画像所見パターン

感染性肺炎はさまざまな画像所見をとり得るが，大きく気道周囲結節優位型(気管支肺炎)(図1)，コンソリデーション優位型(肺胞性肺炎，大葉性肺炎)(図2)，すりガラス影優位型(図3)，気道との関連は乏しい結節・腫瘤影優位型(血行性感染や肉芽腫形成を伴う感染症)(図4)の4型に分けることができる。

マイコプラズマ肺炎，クラミジア肺炎ともにさまざまなパターンを取り得るが[4〜9]，結節・腫瘤影優位型はまれである。また，多くの通常の細菌性肺炎では，コンソリデーション優位型をとる場合が多いので，気道周囲結節優位型，すりガラス影優位型は比較的これらの非定型肺炎に特異的所見といえる[5〜10]。

❸ マイコプラズマ，クラミジア

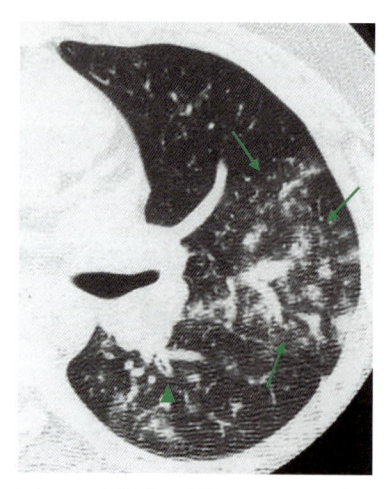

図1 10歳代，男性：マイコプラズマ肺炎（気管支肺炎）
1 mmスライス厚のCTでは左肺上葉および左肺下葉S⁶に小葉中心性結節，気管支血管束の肥厚像がみられる（→）。また，B⁶aの気管支壁肥厚が著明である（▶）。

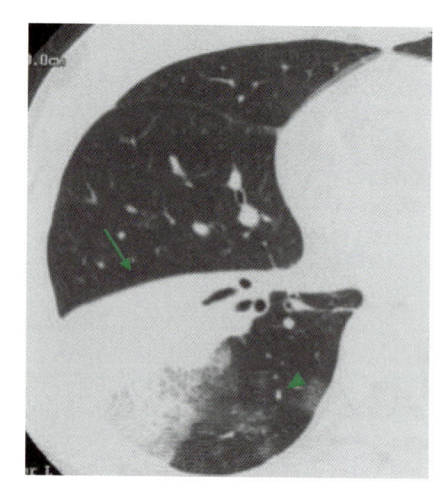

図2 20歳代，女性：マイコプラズマ肺炎（肺胞性肺炎）
右肺下葉に区域性のコンソリデーションがみられる（→）。その背側には，斑状のすりガラス影もみられる。

マイコプラズマ肺炎
Mycoplasma pneumoniae pneumonia

■マイコプラズマ肺炎の臨床

マイコプラズマ肺炎は若年者に好発し，乾性咳，全身倦怠感，発熱を示す。白血球は正常か上昇していても軽度の場合（通常 15,000/mm³未満）が多い[2]。

肺炎以外では，髄膜炎，脳炎，横断性脊髄炎，Guillain-Barre症候群，関節炎，皮膚紅斑などを生じる[2]。

■マイコプラズマ肺炎の典型的画像所見

単純写真では網状結節影もしくはまだらなコンソリデーションを示す[10]。肺門リンパ節腫大をみることもある[10]（図5）。CTでは，小葉中心性結節，二次小葉から肺葉単位くらいのコンソリデーションもしくはすりガラス影，気管支壁の肥厚を示す[6〜10]（図1）。これらの所見のうち，小葉中心性結節と比較的中枢側まで目立つ気管支壁の肥厚は比較的マイコプラズマ肺炎に特異的な所見である。気管支壁の肥厚は，マイコプラズマの病原体が気管支上皮を標的としていることと関連があると説明されている（これはマイコプラズマ肺炎で咳が強いことの説明にもなっている）[2,6]。

■マイコプラズマ肺炎の画像所見のバリエーション

広範なすりガラス影を示すマイコプラズマ肺炎も時に経験する（図3）。これは肺炎による炎症細胞浸潤，滲出性変化というより，アレルギー性反応による毛細血管透過性亢進による浮腫と推測されている。マイコプラズマ肺炎から急性呼吸窮迫症候群（acute respiratory distress syndrome：ARDS）を来すこともある[10]。

また，肺胞性肺炎としてコンソリデーションが主体の場合もある（図2）。若年者にみられる広範な肺胞性肺炎はマイコプラズマ肺炎の特徴的な画像所見の一つである[9]。

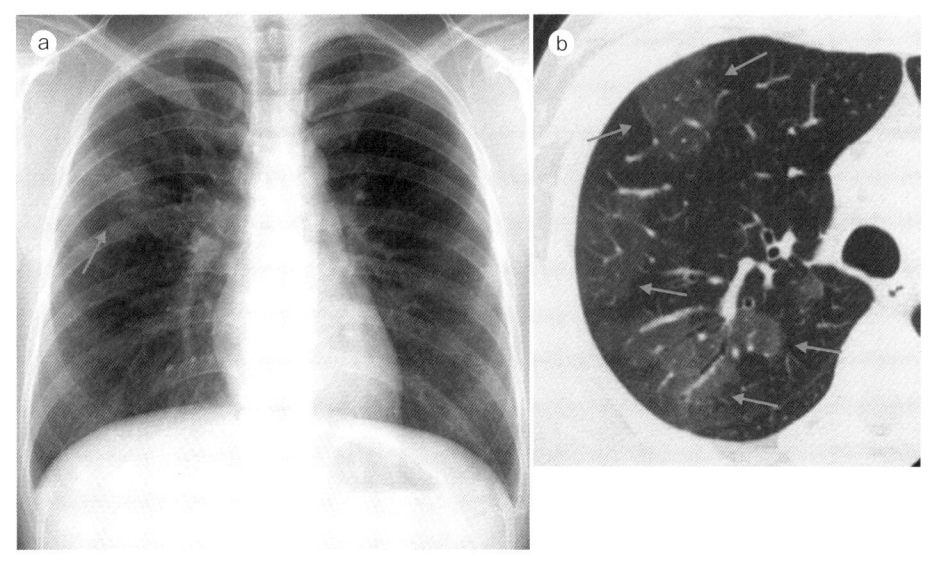

図3 30歳代，女性：マイコプラズマ肺炎（すりガラス影優位型）
a．単純写真では，右上肺野にすりガラス影がみられる。同部には網状結節影が重なってみられる（→）。
b．右肺上葉には，比較的均一な濃度のすりガラス影が斑状にみられる。所々小葉間隔壁で境され，明瞭であり，いわゆる地図状の辺縁を示している（→）。

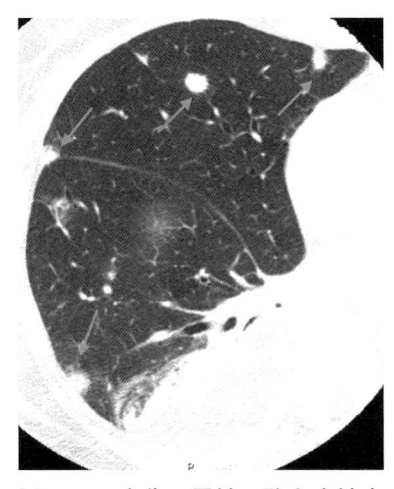

図4 60歳代，男性：敗血症性塞栓（気道に無関係な結節・腫瘤影優位型）
右肺には多発性に気道とは無関係の1 cm前後の結節影が多発している（→）。転移性肺腫瘍や血行性感染を疑う所見である。この症例は肝膿瘍に伴う敗血症性塞栓であった。右胸水と近接肺の受動無気肺も認める。

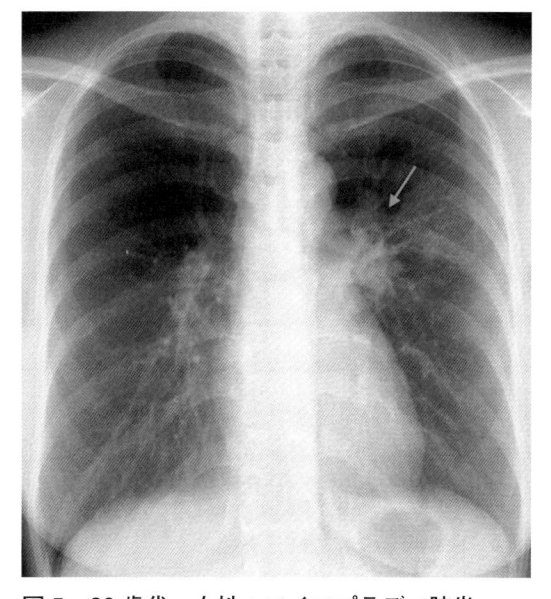

図5 20歳代，女性：マイコプラズマ肺炎
単純写真では，左の肺門の腫脹（→）と左中下肺野の網状結節影がみられる。左肺門の腫脹は肺門リンパ節腫大を疑う所見である。

クラミジアニューモニエ肺炎
Chlamydia pneumoniae pneumonia

クラミジアは偏性細胞内寄生体と呼ばれる，それ自身では増殖できず，細胞内のみで増殖する細菌の一種である[2]。ヒトの肺炎の病原体としては，*Chlamydia psittaci* と *Chlamydia pneumoniae* が知られている[5]。なお，細菌学的には1999年に新分類が提唱され，*Chlamydia psittaci*，*Chlamydia pneumoniae* ともに *Chlamydophila*（クラミドフィル）属に分類されることになった（それぞれ *Chlamydophila psittaci*，*Chlamydophila pneumoniae*）[2]。しかし，この新分類はいまだ異論が多くあるようであり，本項では旧分類で統一した。

■クラミジアニューモニエ肺炎（*Chlamydia pneumoniae* pneumonia）の臨床

1989年に，クラミジア属の肺炎の病原体として命名された新興感染症である。市中肺炎の病原体の約1割を占め，比較的頻度が高い[2]。臨床的特徴としては，マイコプラズマ同様にペニシリン系やセフェム系などの細胞壁合成阻害薬である β ラクタム系薬は効果がない。抗体保有は再感染を防げず再感染する（慢性感染もある）。血管への慢性感染が冠動脈疾患発症のリスクファクターとなるなどがある[2]。また，小児患者を除けば，発症はマイコプラズマに比べると高齢者に多い。最終診断は通常血清の抗体価診断でなされる[2]。

■クラミジアニューモニエ肺炎の典型的画像所見

画像上は，単純写真では斑状のコンソリデーションや網状影からなり，再感染の場合には網状影が目立つようになるとされている[5]。CTでは，主体となる陰影は，コンソリデーション，すりガラス影，細葉陰影～小葉中心性結節の場合もいずれもあり得るが[8)9)]，細葉陰影～小葉中心性結節が主体のいわゆる気道に沿った気管支肺炎/感染性細気管支炎のパターンが比較的頻度が高く特徴的である[8)9)]（図6）。また，気管支拡張や網状影の合併頻度も比較的高い[9]。肺気腫やびまん性汎細気管支炎などの閉塞性肺疾患に合併することも多い[2]。

■クラミジアニューモニエ肺炎の画像所見のバリエーション

クラミジアニューモニエ肺炎においても，肺胞性肺炎やすりガラス影主体の場合も決してまれではなく，その場合には画像上での鑑別は困難である（図7, 8）[9]。

オウム病クラミジア肺炎（オウム病）
Chlamydia psittaci pneumonia（psittacosis）

オウムやインコなどの鳥類から感染するクラミジア感染症である[2]。乾燥した鳥類の排泄物の吸引により感染すると考えられている[2]。単純写真では均一なすりガラス影から網状影を示すとされている[7]。重症例ではコンソリデーションが主体となる[10]。

マイコプラズマ肺炎，クラミジア肺炎の鑑別診断

■感染症
● ほかの一般細菌感染症，ウイルス，真菌など

肺胞性肺炎のパターンをとる場合にはほかの病原体との画像上の鑑別はほぼ不可能と思

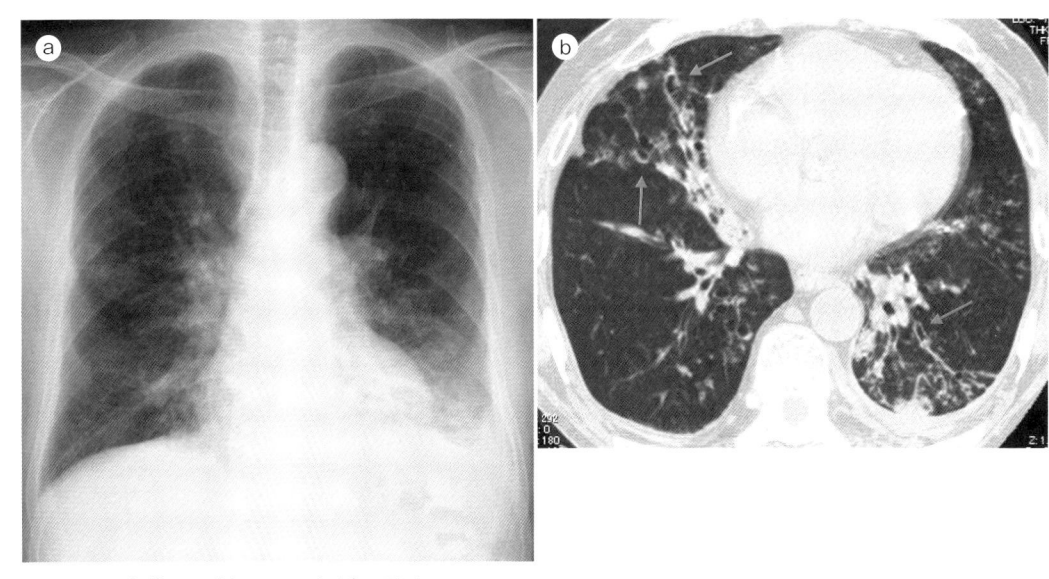

図6 60歳代，男性：クラミジア肺炎
a．単純写真では，両側肺中下肺野中心に結節網状影がみられる。右中肺野外側には結節影がみられる。左の心横隔膜角は鈍になっている。
b．心レベルの1mmスライス厚CTでは，両側肺に小葉中心性の結節と気管支拡張像（→）がみられる。

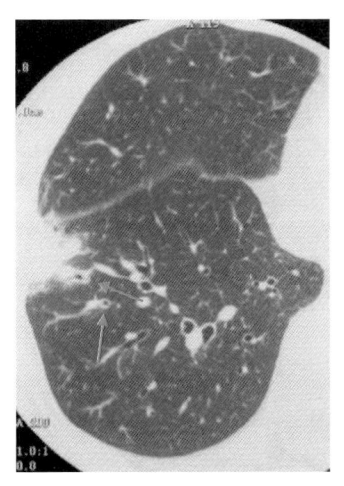

図7 60歳代，男性：クラミジア肺炎
右肺下葉の胸膜直下にコンソリデーションを認める。近接した気管支壁肥厚を認める（→）。

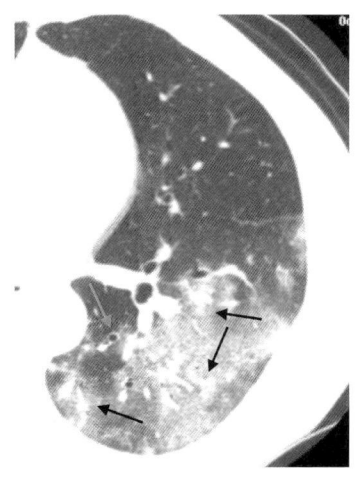

図8 60歳代，男性：クラミジア肺炎
左肺下葉に広範なすりガラス影を認め，一部コンソリデーションを示している。すりガラス内部には気管支血管束が樹状に拡張した像を認める（→）。また，一部の気管支壁は肥厚している（→）。

われる．しかし，最近では肺葉全体に広がる大葉性肺炎をみることはまれであり，何の基礎疾患もない若年者に大葉性肺炎や広範な肺胞性肺炎をみた場合にはむしろマイコプラズマ肺炎の可能性が高いかもしれない(図2)．

すりガラス影優位の場合には，ウイルス肺炎，マイコプラズマ肺炎，誤嚥性肺炎や非感染性肺炎の可能性が高い．ただし，治癒過程の肺胞性肺炎も含気が回復しているためすりガラス影が優位となる点には注意が必要である．

● 誤嚥性肺炎

誤嚥性肺炎は下葉背側の分布を示す．気管支肺炎型をとることが多い．慢性的誤嚥を来している患者では，びまん性嚥下性肺炎(diffuse aspiration bronchiolitis：DAB)と呼ばれるびまん性汎細気管支炎様の像を示す(図9)[11]．その場合，クラミジア肺炎に似た像を示すが，クラミジア肺炎では，通常病変分布はより斑で，偏りがある．

また，胃酸誤嚥などによる肺炎ではすりガラス影優位型を示すことも多い(図10)．やはり，一部のマイコプラズマ肺炎，クラミジア肺炎に似る．画像のみでの鑑別は難しく，詳しい病歴聴取が診断の鍵となる．また，画像では，誤嚥の危険因子となる所見(食道裂孔ヘルニア，胃の術後変化など)の存在が誤嚥性肺炎の可能性を示唆する．

● 肺結核症

気管支肺炎型が特徴という点では，マイコプラズマ肺炎，クラミジア肺炎と共通であるが，肺結核の結節はより濃い陰影で形状もはっきりしており，さらにより末梢領域に充填したような陰影であることが多い(図11)[12]．また，マイコプラズマ肺炎，クラミジア肺炎では，結核にみられるような肉芽腫

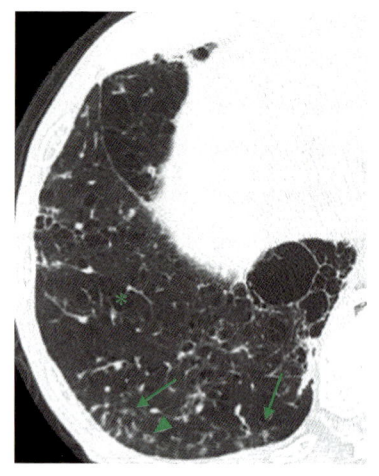

図9　60歳代，男性：びまん性嚥下性細気管支炎
食道癌があり，慢性的に誤嚥を繰り返していた患者．右肺底部に小葉中心性結節(→)と気管支拡張(▶)がみられ全体に肺野の透過性は亢進している．小葉中心性肺気腫(＊)もみられる．

を示唆する結節を伴うことはない[9]．

● 非結核性抗酸菌症

Mycobatrerium avium complex(MAC)感染症では，中葉舌区の慢性気道感染を示唆する気管支拡張，小葉中心性結節は，慢性的なクラミジア感染症に似るが，クラミジアでは，特に中葉舌区に目立つ傾向はない．また，肉芽腫を示唆する結節影は通常認めない．

■ 非感染性疾患

● 特発性器質化肺炎(cryptogenic organizing pneumonia：COP)

市中肺炎様の臨床像を呈する非感染性肺疾患では最も頻度が高い．乾性咳嗽や呼吸困難感を主訴とし，多くは3カ月以内で亜急性から慢性経過を呈する[13]．呼吸器感染症を疑われ抗菌薬療法を受けているが改善がみられないのが典型的病歴である．画像では片側あるいは両側性に斑状のコンソリデーションが非区域性に多発する[13]．気管支血管束周囲や胸

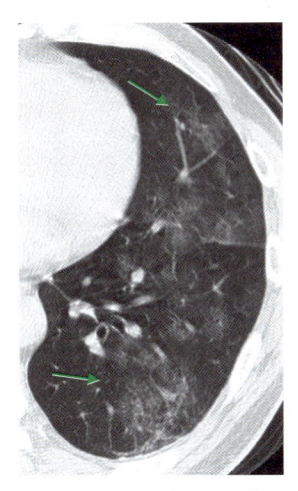

図10 50歳代，男性：胃酸の誤嚥性肺炎疑い
麻酔下での上部消化管内視鏡後に肺炎症状を生じた。CTでは，左肺下葉肺底区，上葉舌区には斑状のすりガラス影を認める（→）。臨床情報も含めて考えて胃酸などの刺激物の誤嚥による変化を疑う。

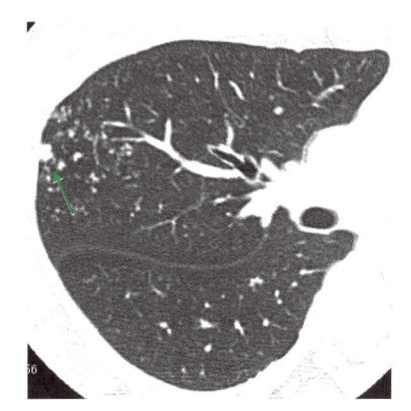

図11 40歳代，女性：活動性結核
右肺上葉に気道に沿った小葉中心性結節を認め一部樹状になっている。1 cm弱の充実性結節も認める（→）。マイコプラズマ（図1）やクラミジア（図6）の気管支肺炎に比べて，個々の結節は境界明瞭で濃く，細かい。

膜下優位に分布する場合が多い。コンソリデーションはしばしば陥凹し，内部に牽引性気管支拡張像がみられる。気管支透亮像はコンソリデーション末梢まで明瞭に描出されることが多い。病変の器質化を捕らえることがこの疾患の診断の鍵となる（図12）。約20％に中心部のすりガラス影をリング状に取り囲むように2 mm以上の厚さのコンソリデーションが存在する"reversed halo sign"が認められる（図13）[14]。

● 慢性好酸球性肺炎（chronic eosinophilic pneumonia：CEP）

好酸球性肺炎として最も多くみられる病型で，数週間以上の経過をとることが多い[15]。一般的に中年の女性に多く，アトピー性の中耳炎や喘息を伴うことがある。多くの場合，末梢血で好酸球増加を示すが，まれに示さないこともある[15]。

単純写真では，末梢優位の非区域性に広がるコンソリデーションを特徴とする。この所見は，肺胞性肺水腫の単純写真との比較から，"the photographic negative of pulmonary edema pattern"といわれる（図14）。CTにおける典型的所見は，上中肺野の末梢優位に広がる両側性ないし片側性のコンソリデーションとすりガラス影である。無治療で遷延した症例や吸収過程においては胸膜に平行な線状，板状影がみられる[15]。典型例では，病気を知ってさえいれば診断は容易である。COPと画像所見が類似するが，小葉間隔壁の肥厚はCEPの方がよくみられ，結節や病変の気道周囲分布はCOPによくみられる[16]。

● ARDS，急性間質性肺炎，慢性間質性肺炎の急性増悪（acute exacerbation of chronic interstitial pneumonia）

病理学的にびまん性肺胞傷害（diffuse alveolar damage：DAD）を来す疾患群である。感染症など，何らかの原因がある場合にはARDSの診断となり，原因不明の場合は急性間質性肺炎（acute interstitial pneumonia）と

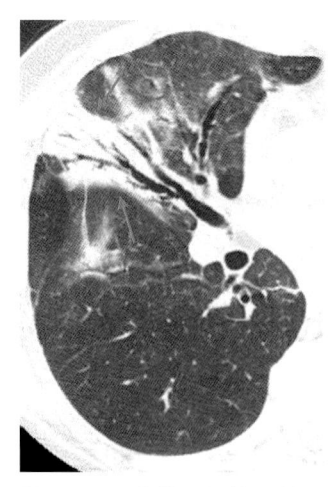

図12　50歳代，男性：特発性器質化肺炎
　右肺中葉に気管支透亮像を伴うコンソリデーションを認める。陰影は陥凹し（→）気管支透亮像は軽度拡張し末梢まで明瞭に描出されている。病変の器質化を示唆する所見である。周囲にはすりガラス影を伴っている。右肺下葉にも限局性のコンソリデーションを認める。

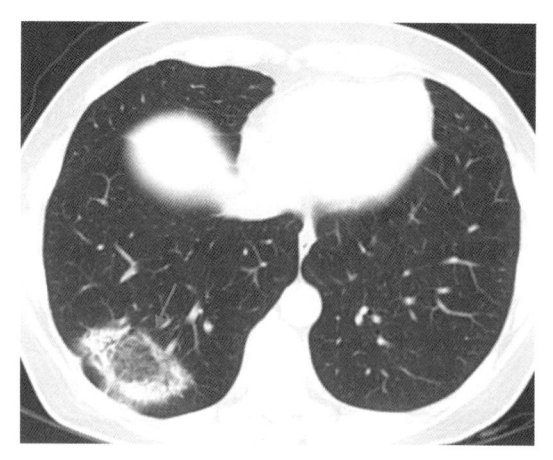

図13　60歳代，女性：乳癌術後放射線治療後の器質化肺炎
　右肺下葉肺底区に中心部がすりガラス影で，辺縁部がコンソリデーションを示す陰影を認める。いわゆる"reversed halo sign"の所見である。器質化肺炎に典型的な所見である。

なる。また，基礎に慢性間質性肺炎がある場合には急性増悪と診断される。病態は毛細血管透過性亢進型の肺水腫であり，すりガラス影が主体であるが，病変が重度であればコンソリデーションを示す（図15）。

　通常の市中肺炎より，病変はびまん性で，臨床的にも重症である。また，気管支肺炎を示唆する気道周囲結節の所見は乏しい。また，牽引性気管支拡張を比較的早期から生じ，通常の感染性肺炎やDADを伴わない肺水腫との鑑別点となる。なお，マイコプラズマ肺炎はARDSの原因となることもある[10]。

● その他の非感染性疾患
　その他にも感染性肺炎に似た画像所見を呈する疾患は数多く存在するが，通常市中肺炎の臨床像として来院するマイコプラズマ肺炎，クラミジア肺炎患者とは臨床像が異なるため，鑑別として問題となることは少ない。

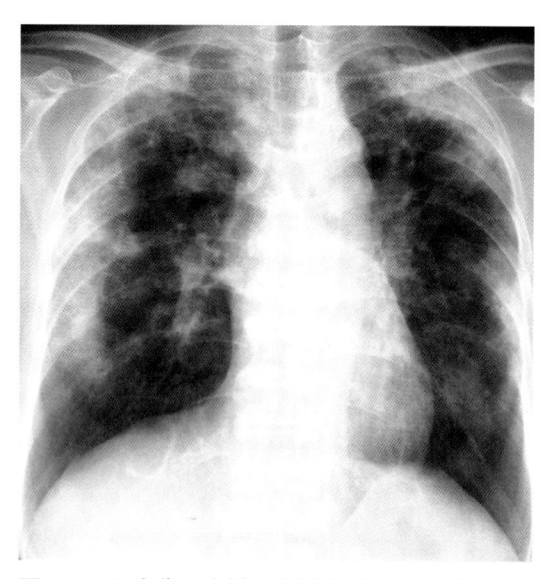

図14　50歳代，女性：慢性好酸球性肺炎
　両側肺上中下肺野胸膜直下中心に非区域性のコンソリデーションを認める。慢性好酸球性肺炎として典型的な所見である。

非典型的な臨床像で，鑑別を要する状況も当然あり得るとは思われるが，本項の目的の範囲を越えるのでそれらの画像所見については成書を参照されたい。

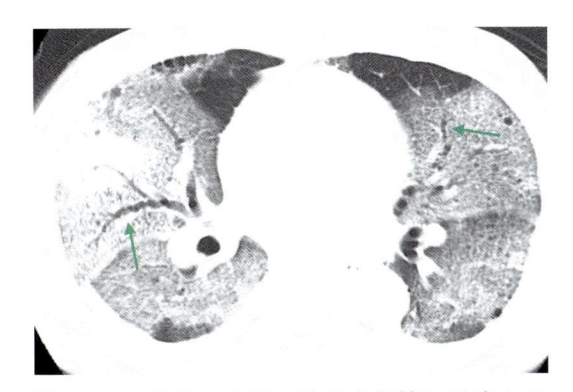

図15 70歳代，女性：肺炎を契機に発症したARDS
両側肺に広汎にすりガラス影〜コンソリデーションがみられる。右肺中葉，左肺舌区の気管支は数珠状に拡張している（→）。いわゆる牽引性気管支拡張の所見である。

おわりに

以上，マイコプラズマ肺炎，クラミジア肺炎ともに，さまざまな所見を示し，通常の細菌性肺炎と区別が難しい場合も多いが，典型的には気管支肺炎の像をとる。マイコプラズマ肺炎の若年者における中枢気管支壁まで肥厚を伴う小葉中心性結節主体の気管支肺炎，クラミジア肺炎の高齢者の肺気腫などの背景での気管支拡張を伴う気管支肺炎は比較的特異性の高い所見と考えられる。

● 文献

1) 日本呼吸器学会市中肺炎診療ガイドライン作成委員会，編．成人市中肺炎診療ガイドライン．呼吸器学会「呼吸器感染症に関するガイドライン」．東京：日本呼吸器学会，2008.
2) 工藤翔二，中田紘一郎，貫和敏博，編．IV呼吸器感染症．呼吸疾患最新の治療2004-2006．東京：南江堂，2004：203-23.
3) 成人市中肺炎の画像診断ガイドライン．日本医学放射線学会および日本放射線科専門医会・医会共同編集．2007.
4) Müller NL, Franquet T, Lee KS. Viruses. Pulmonary infection : basic concepts. In : McAllister L, et al, editors. Imaging of pulmonary infections. Philadelphia : Wolters Kluwer/Lipponcott Williams & Wilkins, 2007 : 1-19.
5) McConnell CT Jr, Plouffe JF, File TM, et al. Radiographic appearance of Chlamydia pneumoniae (TWAR strain) respiratory infections. CBPIS Study Group. Community-based pneumonia incidence study. Radiology 1994 ; 192 : 819-24.
6) Tanaka N, Matsumoto T, Kuramitsu T, et al. High resolution CT findings in community-acquired pneumonia. J Comput Assist Tomogr 1994 ; 20 : 600-8.
7) Reittner P, Müller NL, Heyneman L, et al. Mycoplasma pneumoniae pneumonia : radiographic and high-resolution CT features in 28 patients. AJR Am J Roentgenol 2000 ; 174 : 37-4.
8) Okada F, Ando Y, Wakisaka M, et al. Chlamydia pneumoniae pneumonia and Mycoplasma pneumoniae pneumonia : comparison of clinical findings and CT findings. J Comput Assist Tomogr 2005 ; 29 : 626-32.
9) Nambu A, Saito A, Araki T, et al. Chlamydia pneumoniae : comparison with findings of Mycoplasma pneumoniae and Streptococcus pneumoniae at thin-section CT. Radiology 2006 ; 238 : 330-8.
10) Müller NL, Franquet T, Lee KS. Viruses, Mycoplasma, and Chlamydia. In : McAllister L, et al, editors. Imaging of pulmonary infections. Philadelphia : Wolters Kluwer/Lipponcott Williams & Wilkins, 2007 : 94-114.
11) Okada F, Ando Y, Yoshitake S, et al. Clinical/pathologic correlations in 553 patients with primary centrilobular findings on high-resolution CT scan of the thorax. Chest 2007 ; 132 : 1939-48.
12) Im JG, Itoh H, Shim YS, et al. Pulmonary tuberculosis : CT findings--early active disease and sequential change with antituberculous therapy. Radiology 1993 ; 186 : 653-60.
13) Cordier JF. Cryptogenic organising pneumonia. Eur Respir J 2006 ; 28 : 422-46.
14) Kim SJ, Lee KS, Ryu YH, et al. Reversed halo sign on high-resolution CT of cryptogenic organizing pneumonia : diagnostic implications. AJR Am J Roentgenol 2003 ; 180 : 1251-4.
15) Cottin V, Cordier JF. Eosinophilic lung diseases. Immunol Allergy Clin North Am 2012 ; 32 : 557-86.
16) Arakawa H, Kurihara Y, Niimi H, et al. Bronchiolitis obliterans with organizing pneumonia versus chronic eosinophilic pneumonia. AJR Am J Roentgenol 2001 ; 176 : 1053-8.

4 ニューモシスチス肺炎，サイトメガロウイルス肺炎

川上 聡

ニューモシスチス肺炎

■臨床的事項

① ニューモシスチス肺炎は先天性あるいは後天性免疫不全症候群などの低免疫状態に発症する最も重要な日和見感染症の一つである。以前は原虫の一種に分類されていた Pneumocystis carinii が引き起こす肺炎として Pneumocystis carinii pneumonia(PCP)と呼ばれていたが，現在は真菌類に分類され，ヒトに感染する病原体は Pneumocystis jirovecii と名付けられ，Pneumocystis pneumonia と呼ばれている。略語として PCP のまま使われることが多いが，最近では Pneumocystis jirovecii pneumonia として PJP の略が使用される場合もある。

② 症状：主訴は呼吸困難が多く，比較的強い低酸素血症が特徴的である。3主徴は発熱，乾性咳嗽，呼吸困難である。後天性免疫不全症候群(acquired immune deficiency syndrome：AIDS)に合併するニューモシスチス肺炎は比較的進行が遅いのに対し，ステロイド治療や免疫抑制薬治療に伴う免疫不全患者に発生するニューモシスチス肺炎は経過が早く，症状も強いとされる。死亡率は AIDS 患者で約10％，非 AIDS 患者で30〜40％にのぼる。

③ 検査：血液検査での β-D-グルカン高値が診断に有用である。感度は90〜100％，特異度は86〜96％，陰性的中率はほぼ100％と報告されている。β-D-グルカン高値はニューモシスチス肺炎に特異的ではなく，真菌感染で高値を示すためほかの真菌感染の否定は必要である。

④ 診断：確定診断には喀痰，気管支肺胞洗浄液，肺組織を用いギムザ染色などで栄養体を検出あるいはグルコット染色などでシストを検出する必要がある。しかし非 AIDS 患者では菌体量が少ないことが多く，検鏡で検出できない場合がほとんどである。PCR 法は高感度であるが免疫不全者では Pneumocystis jirovecii が定着しているだけの場合もあり，真の陽性かどうかは血清 β-D-グルカン値や画像所見などと総合して判断する必要がある。

⑤ 治療：第1選択として ST 合剤が用いられる。

■画像所見

① 典型的所見：単純 X 線写真における異

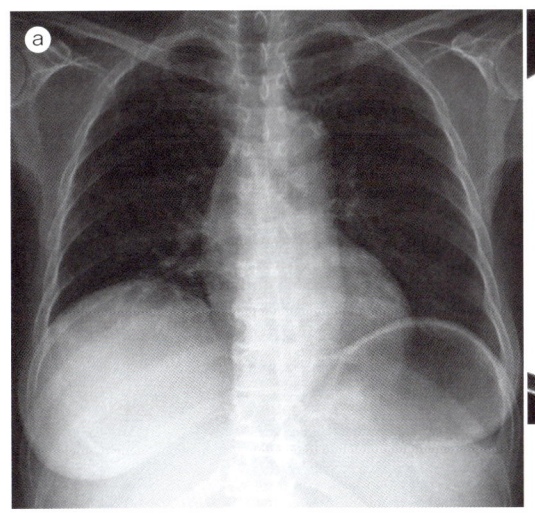

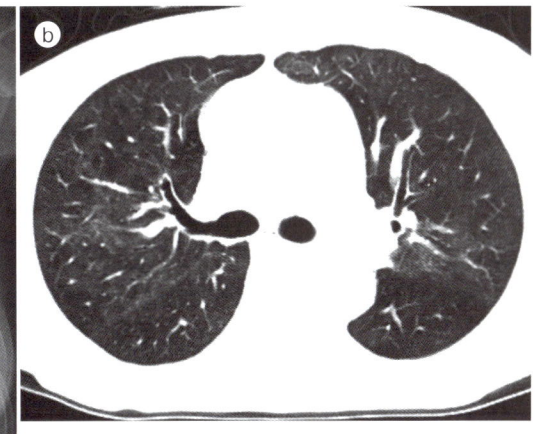

図1　50歳代，女性：ニューモシスチス肺炎
脳死肝移植後免疫抑制療法中。
a．胸部単純X線写真では異常を指摘できない。
b．CTでは両側びまん性のすりガラス影が認められる。

常陰影として両側対称性，中枢側優位に分布するすりガラス影や線状網状影あるいは浸潤影が認められるが，単純X線写真では正常を示すことも多い(図1)。CT，特にhigh resolution CT(HRCT)は単純X線写真では捉えられないような微細な変化でも捉えることができ，また，病変の分布や，縦隔など肺以外の異常の有無を確認するうえでも非常に有用な検査である。臨床的にニューモシスチス肺炎が疑われる場合にはHRCTでの精査が必須と考えられる。CTの典型的所見として，両側性でほぼ対称性のすりガラス影が認められる。異常陰影は上葉優位にみられ，肺門寄りの中枢側分布が多く，末梢胸膜下が温存されることが多いとされている。すりガラス影は境界不鮮明な場合(図1，2)から，正常肺と明瞭な境界を呈する場合がある[1〜3](図3)。すりガラス影内に細かな網状影(crazy-paving appearance)を伴うこともある[4](図4)。また浸潤影を呈することもある(図5)。AIDSに

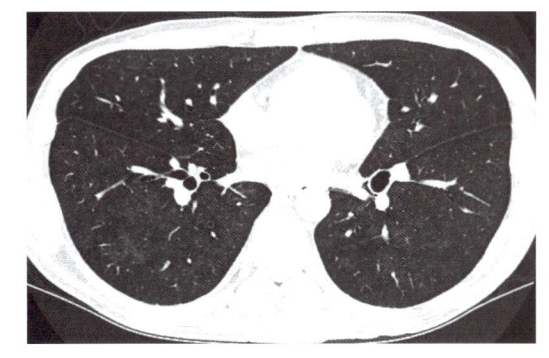

図2　20歳代，男性：ニューモシスチス肺炎
潰瘍性大腸炎に対するステロイド治療中。CTで両側びまん性に境界不鮮明な淡いすりガラス影が認められる。

伴うニューモシスチス肺炎では囊胞形成されることが比較的多い(図6)。囊胞は両側性，多発性に認められ，囊胞の大きさや形状，壁の厚さはさまざまである。囊胞形成を来す場合にはしばしば気胸を伴うこともある[5]。

■そのバリエーション(非典型的所見)

非典型的な分布パターンとして片側性や限局性陰影を示すことがある。胸膜下優位に分

❹ ニューモシスチス肺炎，サイトメガロウイルス肺炎

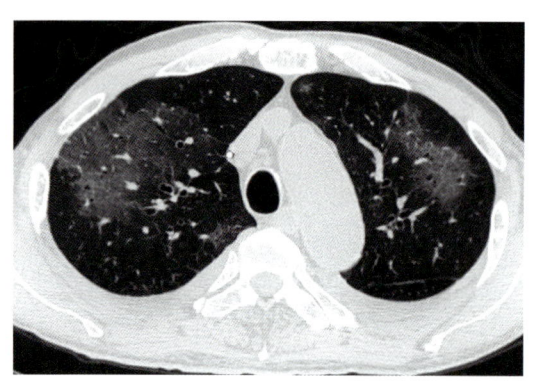

図3 70歳代，男性：ニューモシスチス肺炎
悪性リンパ腫に対する化学療法中。両側に境界が比較的明瞭な斑状すりガラス影を認める。

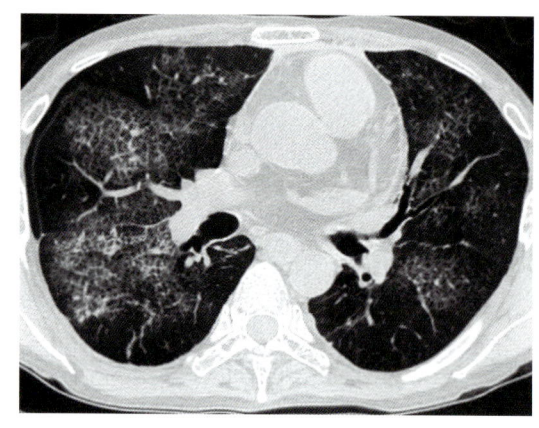

図4 30歳代，男性：ニューモシスチス肺炎
悪性リンパ腫に対する化学療法中。両肺に斑状のすりガラス影を認める。すりガラス影に重なり網状影（いわゆるcrazy-paving appearance）が認められる。

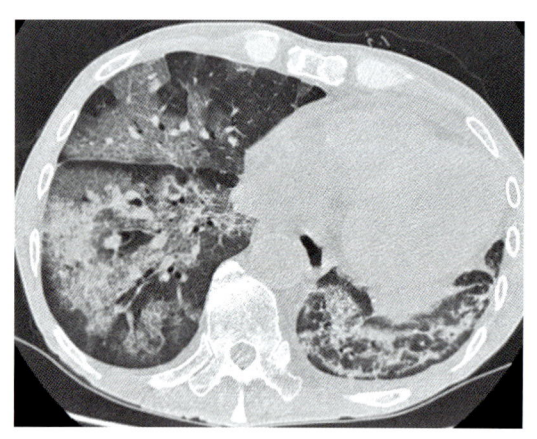

図5 60歳代，男性：ニューモシスチス肺炎
生体肝移植後免疫抑制療法中の患者。両側にcrazy-paving appearanceを伴うすりガラス影が認められる。右下葉の一部は濃度が高い浸潤影を呈している。

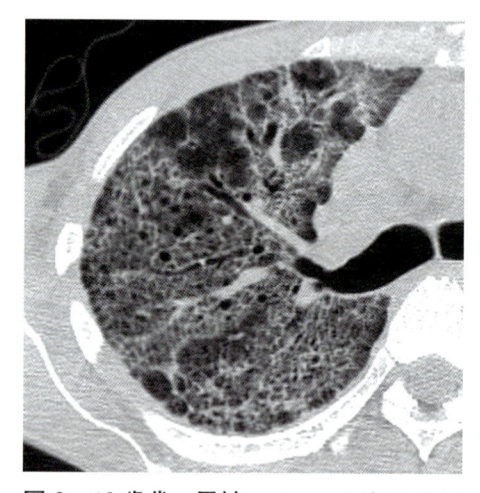

図6 40歳代，男性：ニューモシスチス肺炎
AIDS患者。網状影，すりガラス影が認められ，内部に囊胞形成を伴う。

布する例も報告されている。非典型的陰影としてびまん性粒状影や結節影がみられることがある（図7）。リンパ節腫大や胸水がみられることもあるがその頻度は低い。

■**典型像と非典型像の病態的相違（病理，病態生理など）**

典型的な病理組織像では肺胞内に泡沫状の浸出液貯留が認められる。また肺胞隔壁の肥厚，リンパ球や形質細胞といった炎症細胞浸潤が認められる。浸出液や細胞浸潤の程度の違いがCTでの陰影濃度の違いを反映していると推測される。まれに肉芽腫形成が認められることもあるが，非典型的な画像所見である粒状影や結節影はこの肉芽腫形成を反映した像と考えられる。

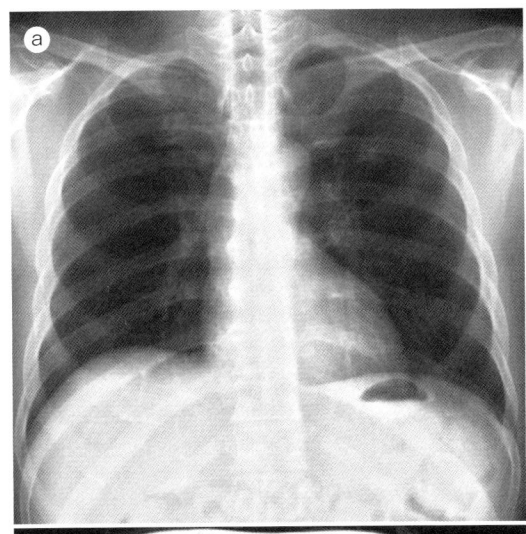

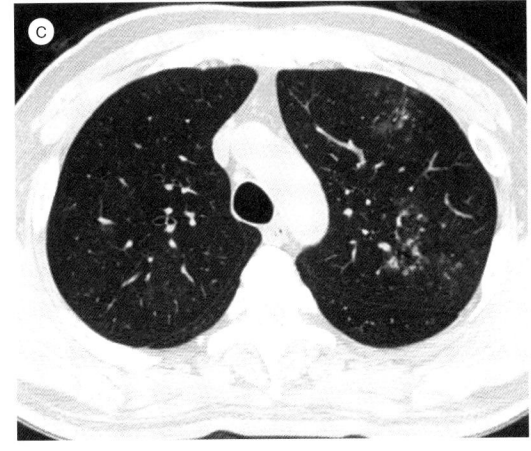

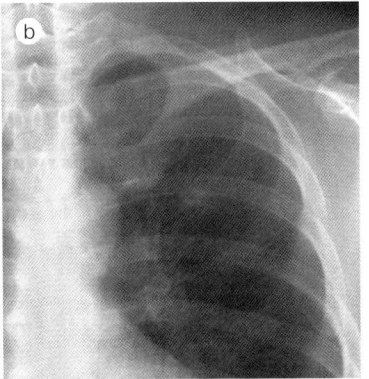

図7 50歳代，男性：ニューモシスチス肺炎

AIDS患者。
a．単純X線写真，b．単純X線写真の拡大図。左上肺野に結節影を認める。
c．CTでは左上葉片側性に粒状影，結節影主体の陰影が認められる。気管支肺胞洗浄液のPCRでニューモシスチス肺炎と確定診断された。結核など抗酸菌は非検出。

■鑑別疾患，鑑別点の要点

① ウイルス肺炎など，種々の感染性肺炎との鑑別が問題となる。特に免疫不全状態に発症することが多いサイトメガロウイルス（cytomegalovirus：CMV）肺炎との鑑別が難しく，またニューモシスチス肺炎にサイトメガロウイルス肺炎が合併することもしばしばみられる[6]。自己免疫性疾患や悪性腫瘍治療中の患者はさまざまな薬物治療を受けていることが多く，各種薬剤による薬剤性肺障害を合併することがある。薬剤性肺障害ではびまん性すりガラス影といった異常影を呈することも多く，ニューモシスチス肺炎との鑑別に苦慮する[7]（図8）。そのほか，肺胞出血，過敏性肺臓炎，間質性肺炎，肺水腫といった疾患が鑑別に挙がる。

② Crazy-paving appearanceは当初，肺胞蛋白症に特徴的な所見として報告されたが，その後さまざまな疾患でみられることが報告されている。骨髄移植後後期の合併症として肺胞蛋白症が認められることがあり，注意が必要である（図9）。その他には肺胞出血（図10）や急性呼吸窮迫症候群（acute respiratory distress syndrome：ARDS）などで認められ，鑑別に苦慮することがある。

③ AIDS患者の発症するニューモシスチス

4 ニューモシスチス肺炎，サイトメガロウイルス肺炎

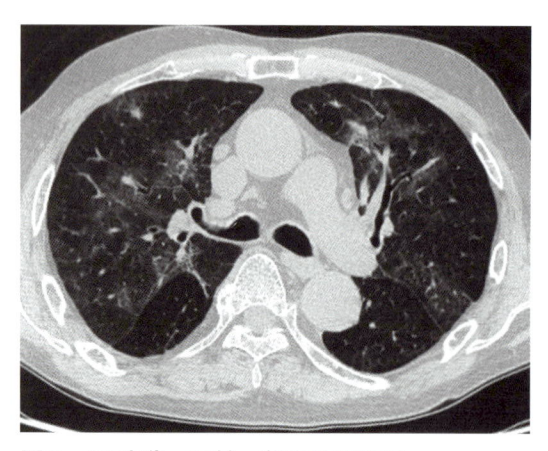

図8　60歳代，男性：薬剤性肺障害
関節リウマチに対しMTXとプレドニゾロン使用中。発熱あり。精査の結果，MTXによる薬剤性肺障害であった。

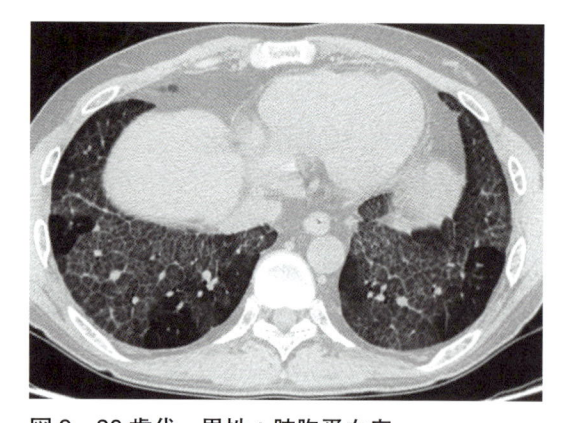

図9　30歳代，男性：肺胞蛋白症
ホジキンリンパ腫に対する骨髄移植後の患者。両肺にモザイク状すりガラス影と，その内部に網状影がみられる(crazy-paving appearance)。ニューモシスチス肺炎も疑われたが，精査の結果骨髄移植後の合併症である肺胞蛋白症であった。

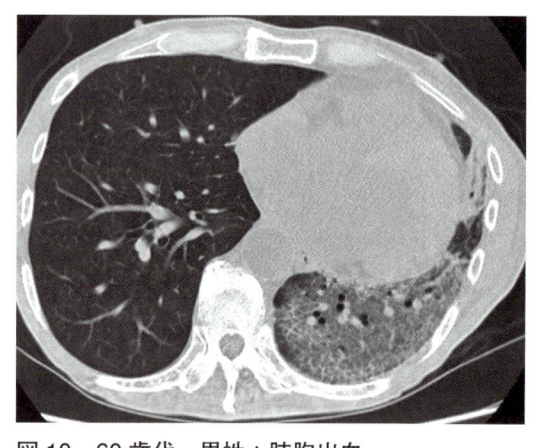

図10　60歳代，男性：肺胞出血
生体肝移植後，免疫抑制療法中の患者（図5と同一患者）。左肺にcrazy-paving appearanceを伴うすりガラス影が認められる。気管支鏡の結果肺胞出血であった。

肺炎でしばしばみられる囊胞に関しては肺ランゲルハンス細胞組織球症(pulmonary Langerhans cell histiocytosis：PLCH)，リンパ脈管筋腫症(lymphangiomyomatosis：LAM)，Birt-Hogg-Dube症候群，リンパ球性間質性肺炎(lymphocytic interstitial pneumonia：LIP)といった疾患が鑑別に挙がる。中でも低免疫患者においてLIPを合併することがあり，囊胞を呈する疾患の鑑別として重要である。

サイトメガロウイルス肺炎

■臨床的事項

① サイトメガロウイルス(CMV)感染症は，免疫不全患者に発生する日和見感染症として最も重要な疾患の一つである。CMVはヘルペスウイルス科に属するDNAウイルスで，成人の多くが不顕性に感染しており，免疫状態が低下することにより発症すると考えられている。CMV感染は全身感染症であり，肺炎はその一部分症である。主な症状は発熱，乾性咳嗽，呼吸困難で，ニューモシスチス肺炎と同様である。

② 確定診断：臨床症状を伴う患者の気管支肺洗浄液や生検肺組織の検体からCMV感染が証明されればほぼ確定診断となるが，検体採取が困難なこともあり，CMV抗原血症検査やPCR法の結果から臨床所見と併せて総合的に判断せざるを得ないことも多い。臨床症状を伴わない患者の肺由来検体からCMV

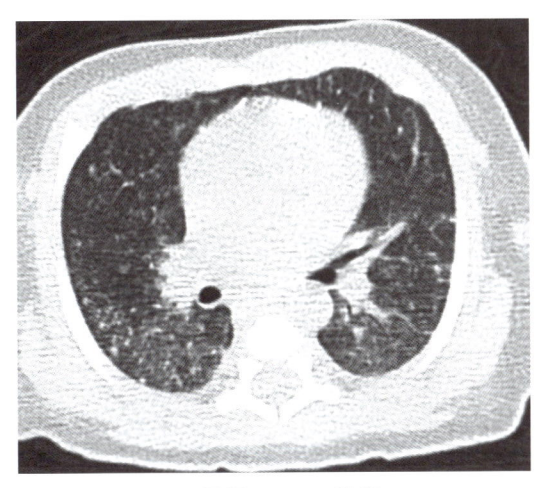

図11 11カ月の男児：CMV肺炎
先天性免疫不全症の患者。両肺に多発性小結節を認める。

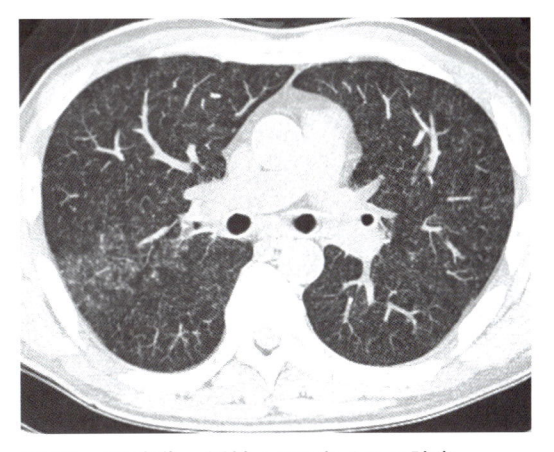

図13 40歳代，男性：RSウイルス肺炎
急性骨髄性白血病に対する骨髄移植後の患者。呼吸困難，低酸素血症あり。両肺に微細粒状影を認める。CMV感染を疑われたが精査の結果RSウイルス感染であった。

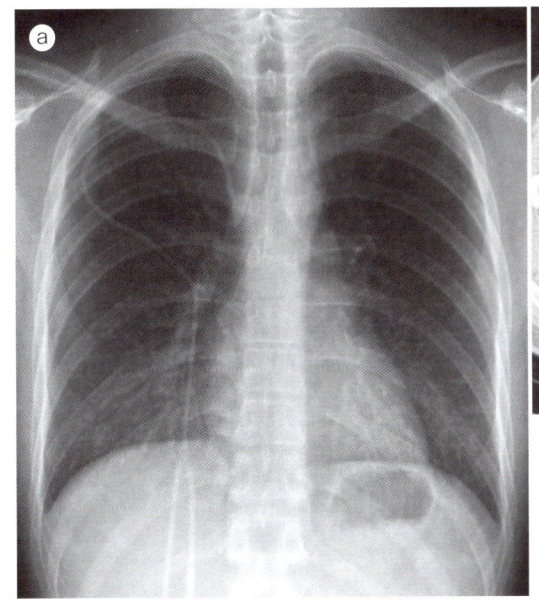

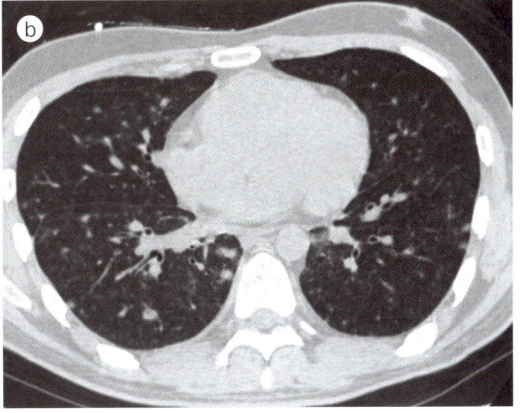

図12 20歳代，男性：CMV肺炎
急性骨髄性白血病に対して骨髄移植後の患者。発熱，咳嗽，低酸素血症で発症。
a. 胸部X線写真，b. CT：両肺に多発結節影が認められる。

が証明されてもCMV肺炎の診断とはならない。臨床症状を伴う患者の肺由来検体のPCR法で陰性であればCMV感染は否定される。

③ 治療薬としてガンシクロビルが用いられる。

■画像の中核となる所見（典型的所見）

典型像：両側性のびまん性あるいは斑状すりガラス影，結節影，浸潤影が主な所見で，これらが，さまざまな割合で混在してみられる場合が多い。Moonらの報告ではすりガラス影は必発で，小結節が90％，浸潤影は70％程度に認められる。Gasparettoらはすりガラ

ス影70％，結節影70％，浸潤影50％程度と報告しており，これらが主な所見である[8)～10)]（図11，12）。

■ バリエーション

非典型的な所見として時に気管支壁肥厚，tree-in-bud appearance，網状影などが認められる。

■ 鑑別診断，鑑別の要点

① 免疫不全患者におけるびまん性あるいは斑状すりガラス影の鑑別として第1にニューモシスチス肺炎が挙がる。CMV肺炎に比べニューモシスチス肺炎では陰影が肺尖優位に分布する傾向がみられる点やモザイク状陰影の頻度が高い点が鑑別点になる。しかし，CMV肺炎とニューモシスチス肺炎が合併することも多く，両者を鑑別することは非常に難しい。ニューモシスチス肺炎では結節影をみることは少なく，すりガラス影に重なって結節影が混在しているような場合はCMV肺炎を考慮する必要がある。その他すりガラス影の鑑別はニューモシスチス肺炎の項で示したような疾患であるが，画像のみかからの鑑別は困難な場合が多い。

② 結節影の鑑別では真菌症，粟粒結核が重要である。その他のウイルス性肺炎でも結節影を呈することがあり念頭におく必要がある（図13）。

● 文献

1) Gurden JF, Huagng L, Turner J, et al. High-resolution CT in the evaluation of clinically suspected *Pneumocystis carini* pneumonia in AIDS patients with normal, equivocal, or nonspecific radiographic findings. AJR Am J Roentgenol 1997；169：967-75.
2) Kuhlman JE, Kavurn M, Fishman EK, et al. *Pneumocystis carinii* pneumonia：spectrum of parenchymal CT findings. Radiology 1990；175：711-4.
3) Hartman TE, Primack SL, Muller NL, et al. Diagnosis of thoracic complications in AIDS：accuracy of CT. AJR Am J Roentgenol 1994；162：547-53.
4) Rossi SE, Erasmus JJ, Volpacchino M, et al. "Crazy-paving" pattern at thin-section CT of the lungs：radiologic-pathologic overview. Radio Graphics 2003；23：1509-19.
5) Chow C, Templeton PA, White CS, et al. Lung cyst associated with *Pneumocystis carinii* pneumonia：radiographic characteristics, natural history, and complications. AJR Am J Roentgenol 1993；161：527-31.
6) Vogel MN, Brodoefel H, Hierl T, et al. Differences and similarities of cytomegalovirus and pneumocystis pneumonia in HIV-negative immunocompromised patients thin section CT morphology in the early phase of the disease. Br J Radiol 2007；80：516-23.
7) Tokuda H, Sakai F, Yamada H, et al. Clinical and radiological features of Pneumocystis pneumonia in patients with rheumatoid arthritis, in comparison with methotrexate pneumonitis and Pneumocystis pneumonia in acquired immunodeficiency syndrome：a multicenter study. Intern Med 2008；47：915-23.
8) McGuinness G, Scholes JV, Garay SM, et al. Cytomegalovirus pneumonitis：spectrum of parenchymal CT findings with pathologic correlation in 21 AIDS patients. Radiology 1994；192：451-9.
9) Moon JH, Kim EA, Lee KS, et al. Cytomegalovirus pneumonia：high-resolution CT findings in ten non-AIDS immunocompromised patients. Korean J Radiol 2000；1：73-8.
10) Gasparetto EL, Ono SE, Escuissato D, et al. Cytomegalovirus pneumonia after bone marrow transplantation：high resolution CT findings. Br J Radiol 2004；77：724-7.

5 呼吸器ウイルス

藤田次郎　原永修作　比嘉 太　健山正男

はじめに

呼吸器ウイルスによる感染症の画像パターンを理解するためにはその病態を理解する必要がある。その主な病態としては、①サイトカインストームに伴うもの、②ウイルス感染に伴う細気管支炎、③ウイルス血症に伴うもの、および④二次性細菌性肺炎の4つである。さらに human T-lymphotropic virus-1 (HTLV-1) 感染症に代表されるような慢性ウイルス感染症においては、びまん性汎細気管支炎 (diffuse panbronchiolitis：DPB)、または特発性間質性肺炎 (idiopathic interstitial pneumonias：IIPs) に類似した画像所見を呈することがある。これらの病態を理解したうえで、画像所見を解釈することにより理解が容易となる。なお cytomegalovirus による肺炎の画像所見については他項を参照されたい。

呼吸器ウイルスによる肺炎と特発性間質性肺炎との接点

呼吸器ウイルスによる肺炎を理解する際に、IIPs と対比して理解するとその画像パターンを理解しやすくなる。さまざまなウイルス性肺炎はある種の IIPs に類似するので、このパターン分類を表1にまとめて示した。この中で特に重要なものが、急性間質性肺炎 (acute interstitial pneumonia：AIP) である。AIP は、以前は Hamman-Rich 症候群と呼ばれていた。この Hamman-Rich 症候群の原著論文をみると、病理所見は、動物実験におけるインフルエンザウイルス肺炎と同じであると記載されている[1]。感染症であれば、severe acute respiratory syndrome (SARS) ウイルス[2,3]、および鳥インフルエンザ[3]などがこのような変化を示す。逆にスペインかぜの剖検例の病理所見をみると、今までみたこともない肺炎と記載されており[4]、現在の概念では、急性呼吸窮迫症候群 (acute respiratory distress syndrome：ARDS) であったと考えられる。アジアかぜの流行に際して、Louriaらによって記載された純インフルエンザウイルス肺炎もこの病理所見と同じものであるし[5]、多くの重症ウイルス肺炎がこのパターンを呈する (表1)。

特発性器質化肺炎 (cryptogenic organizing pneumonia：COP) に関しては、もちろん cryptogenic という用語がついていることか

表1 ウイルス性肺炎と特発性間質性肺炎との接点

間質性肺炎の分類	AIP	NSIP	COP	LIP	GIP
Influenza virus	+		+		
Parainfluenza virus	+				+
Herpes virus	+				
Cytomegalovirus	+				
Adenovirus	+		+		
Measles	+				+
Respiratory syncytial virus	+		+		+
Severe acute respiratory syndrome virus	+				
Epsterin-Barr virus				+	
Human T-lymphotropic virus-1		+			

AIP：acute interstitial pneumonia, NSIP：nonspecific interstitial pneumonia, COP：cryptogenic organizing pneumonia, LIP：lymphocytic interstitial pneumonia, GIP：giant cell interstitial pneumonia.

ら原因不明のものを指すことになるものの、influenza virus などによる肺炎において、COP 様の画像所見、および病理所見を呈することがある。AIP と COP との差異は、上皮細胞傷害の程度によるものと理解でき、急性に広汎な肺胞上皮細胞傷害が起こった際には AIP-like pattern を、比較的軽度な上皮細胞傷害の際には、COP-like pattern の画像所見を呈する。

一方、HTLV-1 の肺病変としては、大きく DPB-like pattern と IIPs-like pattern の2つに分類することができる。また間質性肺炎の組織像を解析したところ NSIP の比率が高く、まれに LIP を呈することがある[6]。

インフルエンザウイルス感染症に合併する肺炎

■インフルエンザウイルス感染症に合併する肺炎の病型

インフルエンザは、主に冬期に流行する呼吸器ウイルス感染症であり、通常は数日～約1週間の経過で治癒に向かうことが一般的である。しかしながら高齢者や基礎疾患を持つハイリスク群がインフルエンザに罹患すると、肺炎、および心不全などの合併症により死に至ることもまれではない。歴史的には1918～1919年のスペインかぜ、および1957年のアジアかぜにおいては多数の死者が記録されており[5)7]、死因として、急速に進行する肺炎によるものが多数含まれたものと考えられている[5)7]。

インフルエンザの発症より5～7日経っても、下熱しないで呼吸器症状が増悪してきた場合は肺炎の合併を疑い、胸部X線検査などで精査する必要がある。インフルエンザ肺炎の臨床像を解析するに際して、インフルエンザウイルスそのものによる純インフルエンザウイルス肺炎なのか、細菌感染症を合併しているのかを明確にすることが重要である。

インフルエンザによる肺炎の病型については、1957/1958年にかけて認められたアジアかぜにおける Louria らによる詳細な解析が有名である（表2）[5]。これはニューヨークの病院で発症したインフルエンザに伴う下気道感染症、および肺炎の臨床像をプロスペクティブに解析したものである[5]。Louria らによる原著論文においては、33症例の臨床病理像が極めて詳細に記載されており、またインフルエンザの流行に伴う下気道感染症、およ

表2 インフルエンザ肺炎の病型分類と特徴

	細気管支炎	細菌性肺炎を合併したインフルエンザ	純インフルエンザウイルス肺炎	同時性インフルエンザウイルス・細菌性肺炎
症例数	3	15	6	9
基礎疾患	リウマチ性心疾患2例,陳旧性結核1例	リウマチ性心疾患(僧帽弁)3例,糖尿病2例,気管支拡張症+肺気腫1例,筋ジストロフィー1例,妊婦1例	リウマチ性心疾患4例,動脈硬化および心筋梗塞1例,高血圧性心疾患1例	リウマチ性心疾患(僧帽弁)3例(1例は妊婦),動脈硬化および心筋梗塞2例,多発性骨髄腫1例,妊婦1例
臨床症状	高熱,全身倦怠感,湿性咳,胸痛,呼吸困難	インフルエンザによる症状が軽快後,2日～2週間(平均3.8日)後に症状が再燃。悪寒4例,高熱,胸痛8例,血痰,膿性痰	悪寒,高熱,咽頭痛,乾性咳,頭痛,筋肉痛,全身倦怠感において24時間以内に呼吸困難	高熱,筋肉痛,全身倦怠感に加えて,呼吸困難,湿性咳7例,悪寒5例,チアノーゼ8例,胸痛4例
身体所見	湿性ラ音,乾性ラ音	高熱,呼吸数増加,チアノーゼ2例	呼吸数増加,著明な呼吸困難,チアノーゼ,びまん性に湿性ラ音,乾性ラ音	重篤感あり。高熱,呼吸数増加,チアノーゼ,心不全2例
胸部X線所見	原著論文においては,胸部単純X線写真では異常を認めないと記載されているものの,もし胸部CTを実施すればbronchiolitisを捉えられると考える。	気管支肺炎,または大葉性肺炎〔一葉9例,二葉5例,三葉1例〕	肺水腫様陰影,両側性に肺門から末梢に伸びるびまん性粒状影。肺底部,血管気管支周囲に目立つ。	気管支肺炎,または大葉性肺炎7例。2症例においては純ウイルス肺炎と同様の所見。
血液検査	白血球正常2例,白血球増多1例	白血球増多11例,好中球増加,血沈亢進10例	白血球増多,好中球増多,核の左方移動,血沈は正常	白血球増多,好中球増多,核の左方移動,2例で好中球減少,血沈亢進5例
細菌(グラム染色)	細菌は少ない。	好中球,および細菌を多数認める。	好中球,および細菌は少ない。	好中球,および細菌を多数認める。
細菌培養	常在菌のみ	肺炎球菌9例,ブドウ球菌6例,インフルエンザ桿菌2例など	4例で少数の肺炎球菌を,2例で少数のインフルエンザ桿菌を認めるも常在細菌が主体	肺炎球菌6例,ブドウ球菌6例,インフルエンザ桿菌1例など
ウイルス分離	1例で分離	0例	分離を試みた4例中3例で分離	9例中7例で分離
症状持続期間	3日間から数週間	1例が37日で死亡	5例は3～11日で死亡	4例が5～53日で死亡
治療	対症療法	抗菌薬	抗菌薬+ステロイド	抗菌薬+ステロイド
死亡例(死亡率%)	0(0)	1(6.7)	5(83.3)	4(44.4)

〔Louria DB, Blumenfeld HL, Ellis JT, et al. Studies on influenza in the pandemic of 1957-1958. II. Pulmonary complications of influenza. J Clin Invest 1959; 38(1 Part 2): 213-65 より引用〕

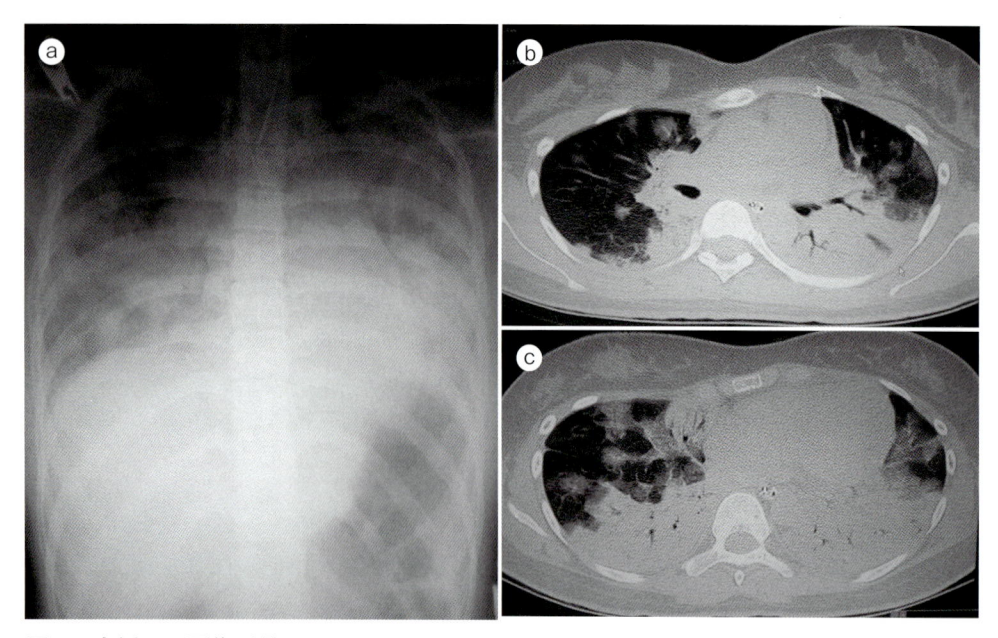

図1 症例1の画像所見
a．胸部単純X線写真：両側びまん性の浸潤影を認めるものの，下肺野の方により浸潤影が強い。
b，c．胸部CT写真：両側性の浸潤影を認める。気管支透亮像も認められる。
〔Fujita J, Higa H, Azuma M, et al. Immunohistochemical findings of an autopsied lung specimen from a patient with pandemic influenza(A/H1N1pdm) virus infection. Intern Med 2012；51：507-12 より引用〕

び肺炎の病型を4つに分類している(表2)[5]。

これらの4つの病型の中で，最も重要なものが純インフルエンザウイルス肺炎である。純インフルエンザウイルス肺炎は，原発性インフルエンザウイルス肺炎，または電撃性インフルエンザウイルス肺炎とも呼ばれており，極めて予後の悪い疾患である。しかし最近の季節性インフルエンザの流行においては二次性細菌性肺炎の頻度が高く，純インフルエンザウイルス肺炎は症例報告などで散見されるにすぎない。ただしpandemic H1N1 2009の流行に際して，純インフルエンザウイルス肺炎の症例を多数経験したことも事実である[8]。沖縄県で経験した症例を以下に示す。

■ **症例1**[9]

症　例：24歳，女性。
主　訴：呼吸困難，発熱。

現病歴：生来健康な成人女性。来院5日前，発熱，咳嗽を主訴に前医受診。インフルエンザAの診断でザナミビルとアセトアミノフェンを処方された。来院3日前，解熱傾向にないため前医再受診。Sp_{O_2} 98％，WBC 7,500/μl，CRP 6.03 mg/dl と炎症反応を認めたため，レボフロキサシン(levofloxacin) 300 mg/日を開始した。顔色不良・咳嗽増悪・呼吸困難が出現したため，来院当日前医を再受診したところ，Sp_{O_2} 78％，WBC 1,030/μl，CRP 9.4 mg/dl であり，また胸部単純X線写真で両側浸潤影が認められ，総合病院へ紹介された。

本症例の胸部単純X線写真，および胸部CTを図1に示す。本症例は入院13日目に死亡となり，剖検が施行された(図2)。入院後頻回の培養を提出しているが，血液・喀痰・尿いずれも細菌は確認されなかった。

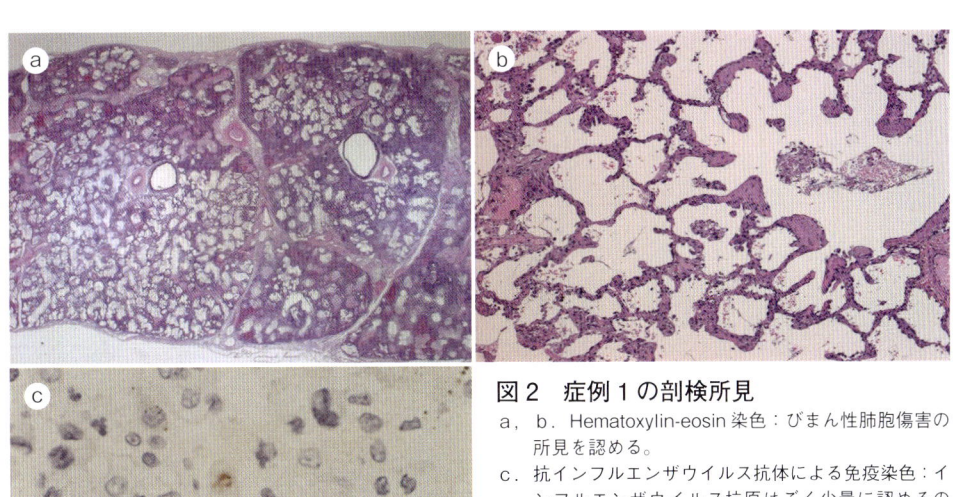

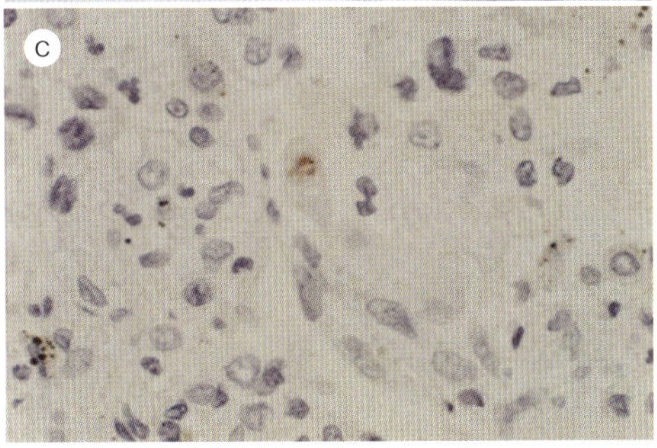

図2 症例1の剖検所見
a, b. Hematoxylin-eosin染色：びまん性肺胞傷害の所見を認める。
c. 抗インフルエンザウイルス抗体による免疫染色：インフルエンザウイルス抗原はごく少量に認めるのみであり、サイトカインストームによる病態を示唆する。
〔Fujita J, Higa H, Azuma M, et al. Immunohistochemical findings of an autopsied lung specimen from a patient with pandemic influenza(A/H1N1pdm)virus infection. Intern Med 2012；51：507-12 より引用〕

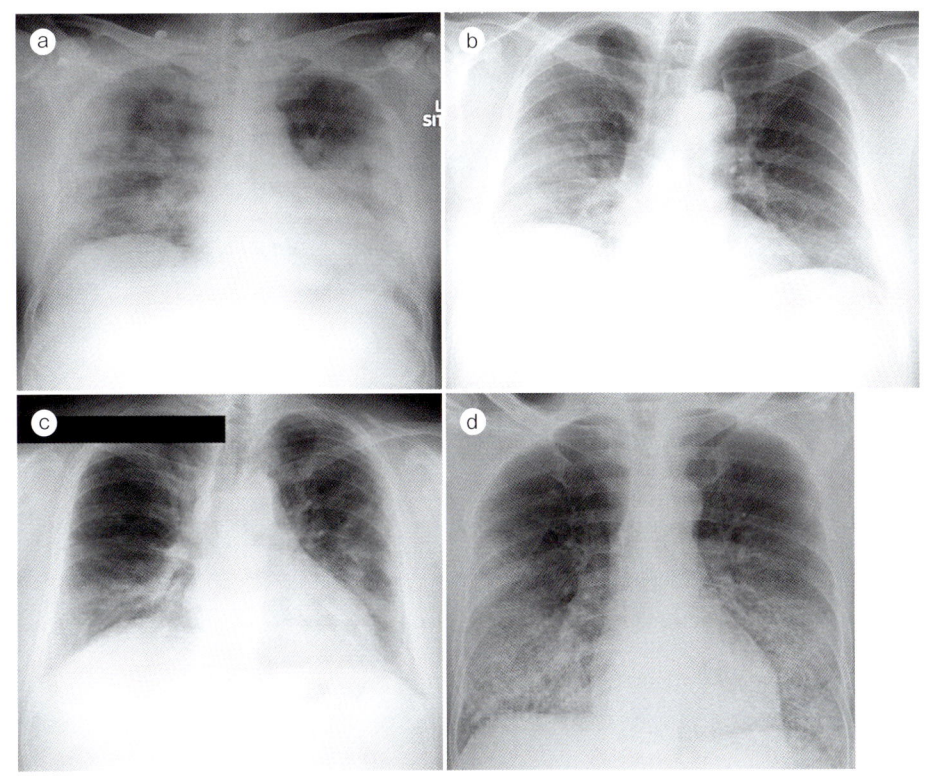

図3 純インフルエンザウイルス肺炎症例の胸部単純X線所見(pdm H1N1 2009)
a. 54歳男性，b. 59歳男性，c. 37歳男性，d. 58歳男性。
いずれの症例も，両側性，中・下肺野優位にすりガラス陰影，および浸潤影を認める。

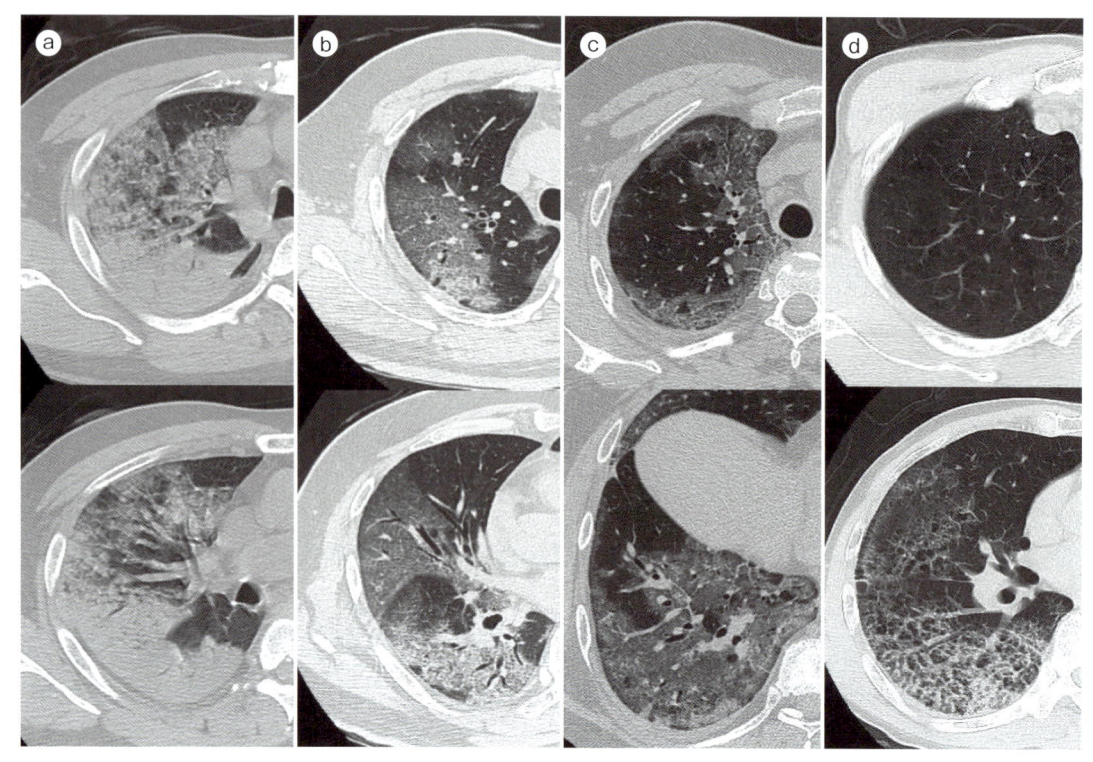

図4　純インフルエンザウイルス肺炎症例の胸部 CT 線所見（pdm H1N1 2009）
a. 54歳男性，b. 59歳男性，c. 37歳男性，d. 58歳男性。
　いずれの症例も，血流の多い部分では浸潤影，血流が中等量の部分ではすりガラス陰影（血管が透見可能），血流の少ない部分では，ほぼ正常と，血流の影響によって陰影に程度が変化していることが示されている。

　肺の組織像は種々の化生変化を示し，びまん性肺胞傷害（diffuse alveolar damage：DAD）に対する修復過程を観察していると思われた。抗インフルエンザウイルス抗体による免疫染色では少数の組織球に陽性と思われる像がみられた（図2c）。

　本症例以外に沖縄県で経験された純インフルエンザウイルス肺炎症例の胸部単純 X 線写真，および胸部 CT 写真を図3，4に示す。

■**症例2（図3，4のb症例）**[10]
　症　例：59歳，男性。
　主　訴：39℃台の発熱，乾性咳嗽。
　現病歴：高血圧で近医通院中であった。2011年1月15日頃より咽頭痛が出現。1月18日には39℃台の発熱が出現し改善しないため1月20日再度近医を受診，インフルエンザ迅速検査は陰性で，複合感冒薬，アセトアミノフェンの処方を受けた。しかし，その後も症状改善を認めないため1月22日に近医を再受診。呼吸音の異常を指摘され，肺炎の疑いとして総合病院へ紹介受診となった。ウイルス感染の疑いから再度インフルエンザ抗原検査を施行されるも，陰性であった。

　AIP の疑いから気管支鏡検査が施行された。右 B⁴b よりの気管支肺胞洗浄（bronchoalveolar lavage：BAL）所見は1本目は透明だったものの，2〜3本目は血性であった。リンパ球を主体とした alveolitis であり，かつ肺胞出血を伴っていることが示唆された。BAL

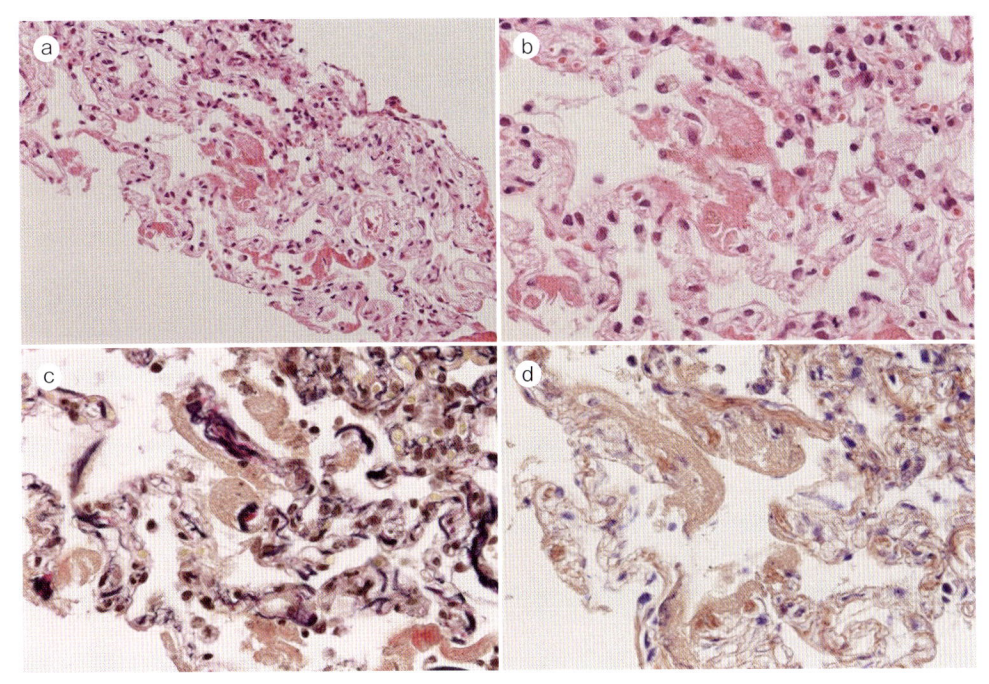

図5 症例2の経気管支肺生検
a, b. Hematoxylin-eosin 染色, c, d. Phospho Tungstic acid Hematoxylin Stain(PTAH)染色.
　いずれもびまん性肺胞傷害の所見を認めた。硝子膜が形成されている。
(Fujita J, Tohyama M, Haranaga S, et al. Hamman-Rich syndrome revisited : how to avoid misdiagnosis. Influenza Other Respi Viruses 2013 ; 7 : 4-5 より引用)

液を用いたPCR検査で，pandemic H1N1 2009ウイルスが証明された。またBAL液を用いた迅速検査でもA型が弱陽性となった。経気管支肺生検で，DADの所見(図5)を認めた。

■症例3(図6)

　症　例：51歳，女性。
　主　訴：入院する前日からの発熱と咳嗽，当日出現の呼吸困難。
　既往歴：精神疾患，肥満。
　生活歴：喫煙歴40～60本/日。
　現病歴：
　　第1病日：38℃台の発熱と咳嗽が出現。
　　第2病日：39℃台の発熱となり，呼吸困難を訴えたため，当院を受診。Room airでSp$_{O_2}$が72%と低酸素血症を認め，胸部単純X線写真では両側に浸潤影を認めた。インフルエンザ迅速検査は陰性。肺炎の診断で入院となった。

　インフルエンザ検査：
　入院時；1回目迅速検査陰性，入院3日目；2回目迅速検査陽性，入院5日目；PCRでH1N1pdm確定。

　本症例の治療経過と画像所見の推移を図6に示す。抗インフルエンザ薬，ステロイド，およびγ-globulinの投与により，比較的速やかに画像所見は改善している。

■二次性細菌性肺炎の病態と起炎菌[11]

　インフルエンザの症状軽快後(二次性細菌性肺炎)，あるいはインフルエンザ発症と同

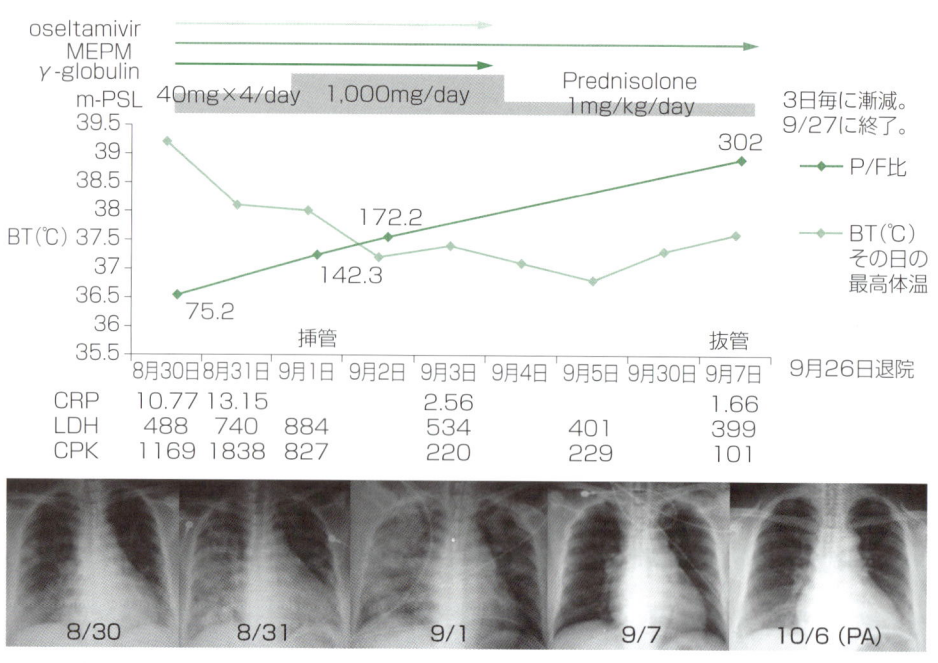

図6 症例3の臨床経過
　抗インフルエンザ薬，ステロイド，およびγ-globulinの投与により速やかに呼吸状態が改善し，純インフルエンザウイルス肺炎を治癒させることが可能であった。

時（細菌混合型肺炎）に細菌性肺炎を発症することがある。一般にインフルエンザ感染後に細菌性呼吸器感染症が増加する要因の1つに，ウイルス感染後の気道粘膜傷害に伴い，細菌の粘膜上皮細胞への付着増殖が容易になると考えられている。インフルエンザの症状軽快後に細菌性肺炎を発症するものでいわゆる二次性細菌性肺炎と呼ばれるものである。その起炎菌として，肺炎球菌，黄色ブドウ球菌，およびインフルエンザ桿菌の重要性が示されている[5]。インフルエンザウイルス感染症に合併する二次性細菌性肺炎の画像所見に関しては，個々の細菌による肺炎の画像所見と同じなのでここでは省略する。

成人麻疹による肺炎の画像所見

　成人麻疹による肺炎についても，純インフルエンザウイルス肺炎と類似する画像所見を呈する。その際の病態としては，純インフルエンザウイルス肺炎に認められるような，①サイトカインストームに伴うもの，②ウイルス感染に伴う細気管支炎，③ウイルス血症に伴うものの3つを考慮する。①に伴うものは重力（血流）の影響を受け，すりガラス陰影（ground-glass opacities：GGO），浸潤影（consolidation）を呈する（図7a，c）。一方，ウイルス感染に伴う細気管支炎の際には，肺門から末梢に伸びるすりガラス陰影を呈する（図7b）。さらにウイルス血症においては多発結節影を呈する（図7d）。また自験例である成人麻疹2症例の臨床経過を図8，9に示す。

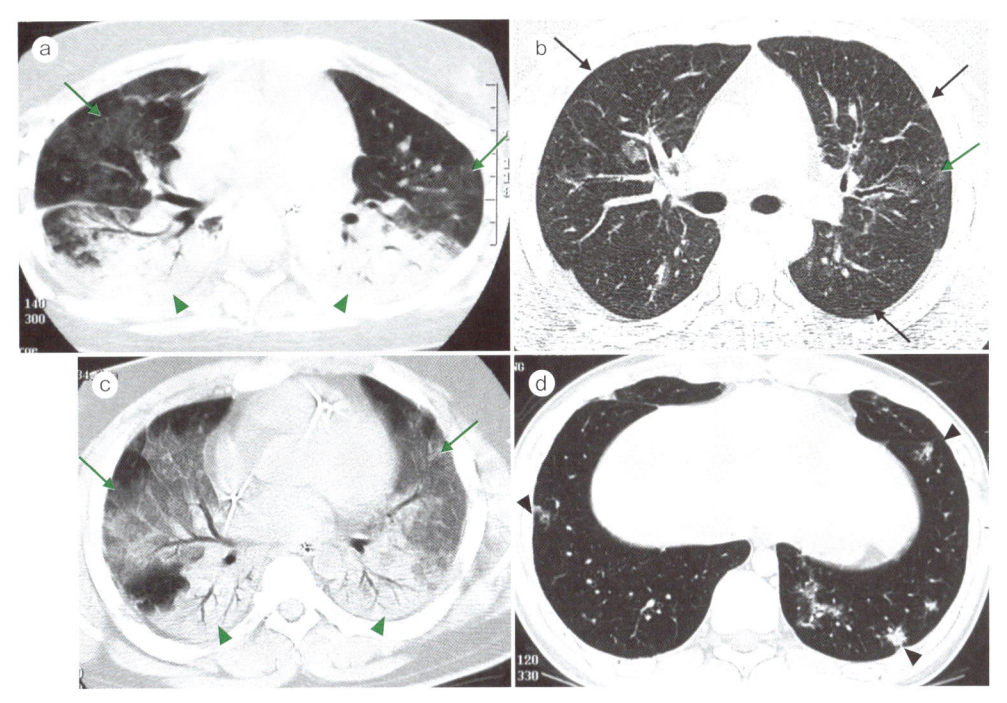

図7 成人麻疹肺炎の胸部 CT 所見(自験例)
サイトカインストームを病態とする画像所見として,すりガラス陰影(ground-glass opacities),浸潤影(consolidation)を呈する(a, b)。一方,ウイルス感染に伴う細気管支炎の際には,肺門から末梢に伸びるすりガラス陰影を呈する(c)。さらにウイルス血症においては多発結節影を呈する(c, d)。
Ground-glass opacities (→), consolidation (▶), fine nodular opacities (→), nodular opacities (▶).

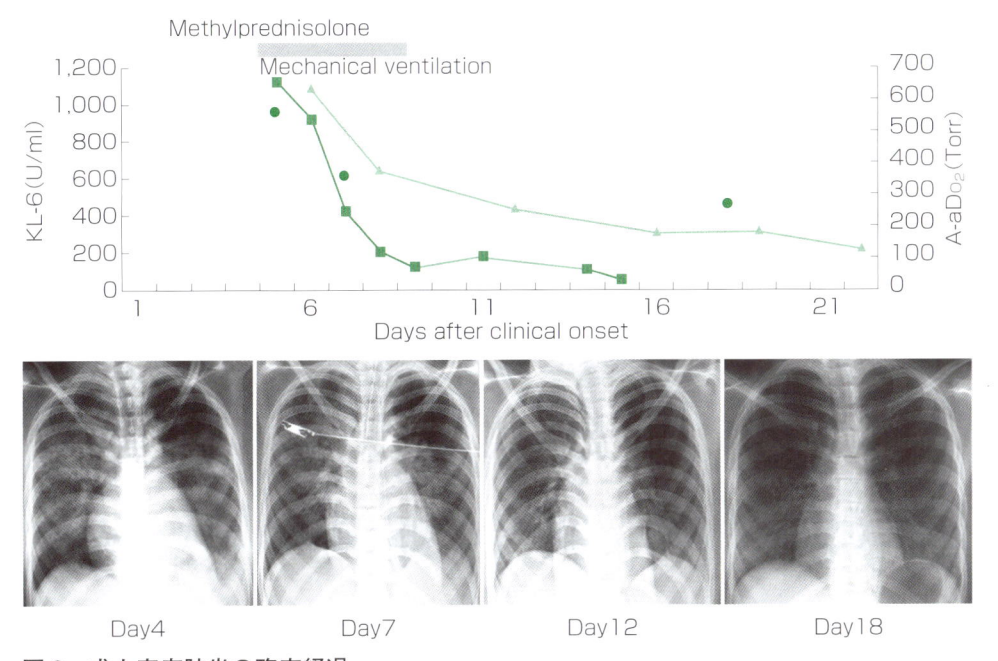

図8 成人麻疹肺炎の臨床経過
症例は20歳女性,医学部学生であった。ICUで人工呼吸管理がなされた。ステロイド投与により速やかに画像所見が改善している。

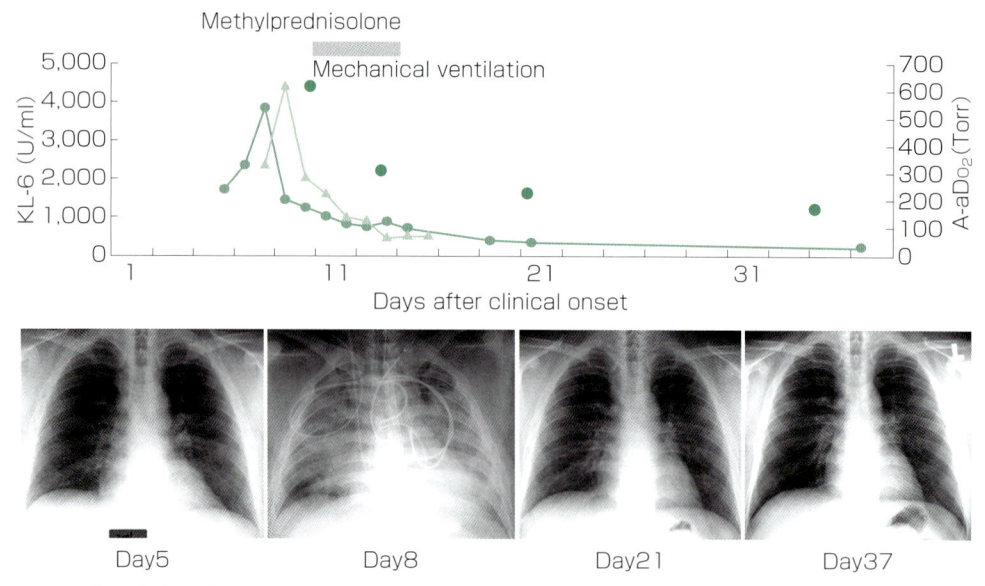

図9 成人麻疹肺炎の臨床経過
　症例は29歳男性, 研修医であった. ICUで人工呼吸管理がなされた. ステロイド投与により速やかに画像所見が改善している.

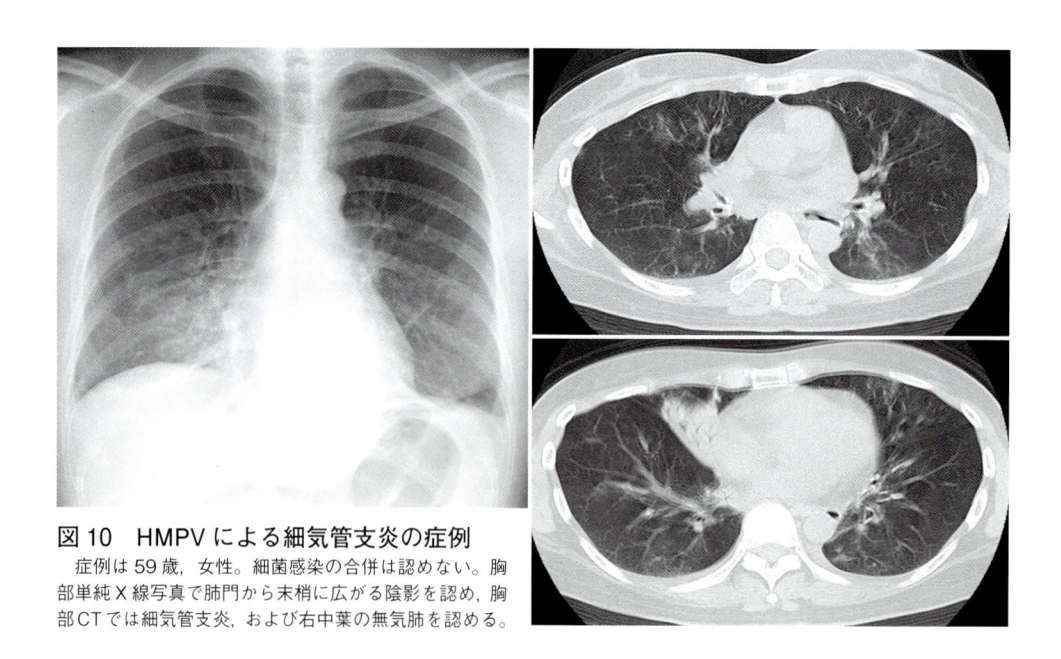

図10 HMPVによる細気管支炎の症例
　症例は59歳, 女性. 細菌感染の合併は認めない. 胸部単純X線写真で肺門から末梢に広がる陰影を認め, 胸部CTでは細気管支炎, および右中葉の無気肺を認める.

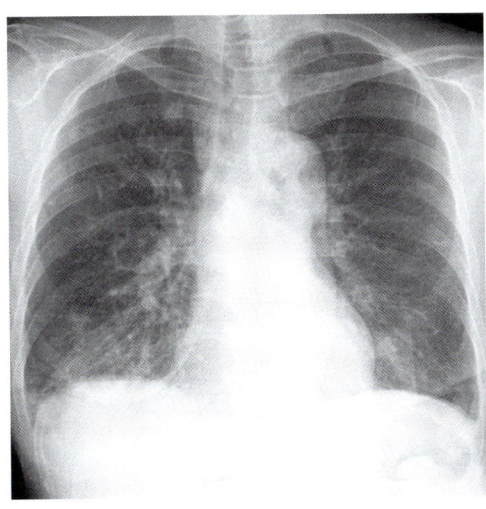

図11　HMPVによる細気管支炎の症例
症例は65歳，女性。細菌感染の合併は認めない。胸部単純X線写真で肺門から末梢に広がる陰影を認め，胸部CTでは細気管支炎の所見が明らかである。

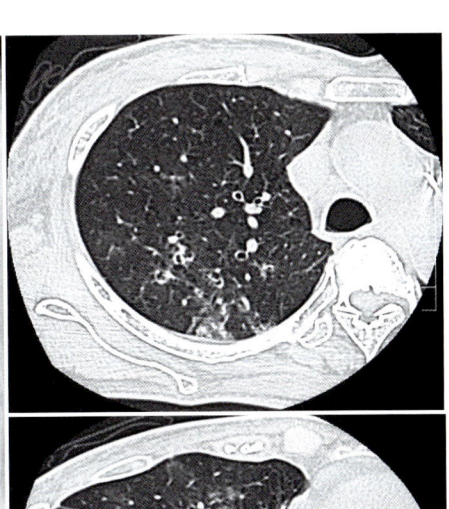

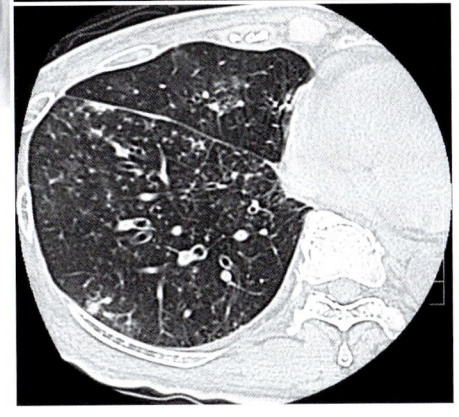

いずれもステロイド投与により比較的速やかに画像所見が改善している。

ヒトメタニューモウイルスによる肺炎の画像所見

ヒトメタニューモウイルス(human metapneumovirus：HMPV)はパラミクソウイルス科のウイルスで，その遺伝子形態はRSウイルスと非常に似ている。主に上下気道の線毛上皮が感染のターゲットとされている。主に乳幼児における呼吸器感染症の原因ウイルスとして知られ，小児ウイルス性呼吸器感染症の5～10％の原因といわれている。流行時期は3～6月，感染経路は飛沫感染であり，ウイルス排泄期間は7～14日間である。これまでPCR法診断やペア血清での抗体価上昇がスタンダードな診断法であったが，最近では迅速診断キット(チェックhMPV)も市販されており診断が容易になってきた。

症状としては，インフルエンザと類似した急性の発熱，咳嗽，鼻汁を認める。約1週間で症状は自然軽快する。小児では感染すると呼吸器症状を来す場合がほとんどで，68～90％に咳，44～77％に鼻汁，52～86％に発熱，51～56％に喘鳴があるとする報告があるものの[12]，成人ではまだ有意な疫学的知見は少ない。急性の呼吸器感染症で入院した成人で，RSウイルス感染症(31例)，インフルエンザウイルス感染症(33例)，HMPV感染症(23例)を比較した報告によれば，症状としてはHMPVでは発熱と筋痛はインフルエンザより少なく，また高齢者や心血管疾患を有している患者にHMPV感染者が多い[13]。

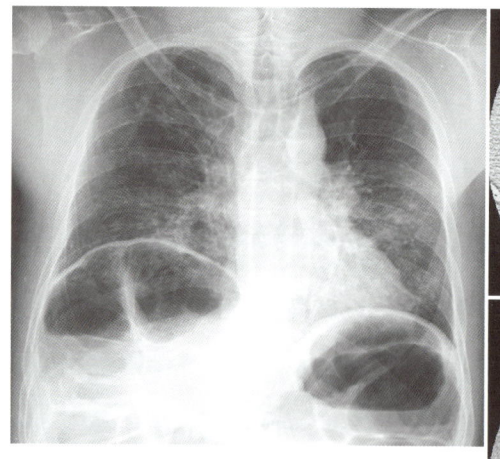

図12 HMPVによる細気管支炎の症例
症例は36歳、男性。細菌感染の合併は認めない。胸部単純X線写真で肺門から末梢に広がる陰影を認め、胸部CTでは細気管支炎の所見が明らかである。

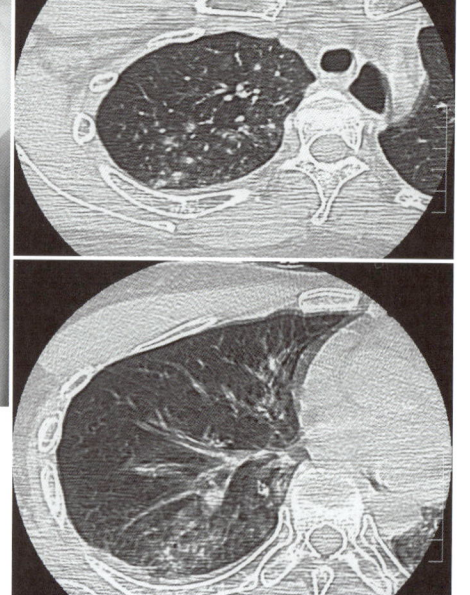

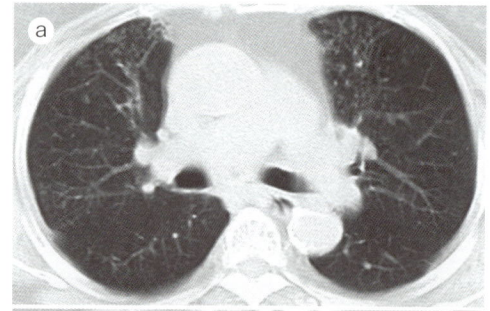

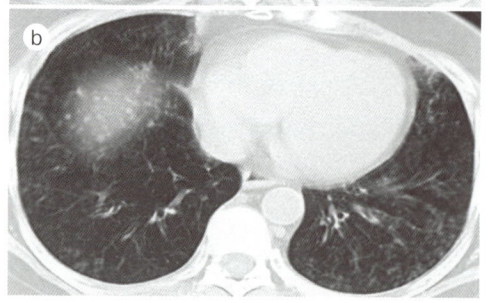

図13 HTLV-1感染に合併したDPB-like patternの肺病変
a. 71歳、女性。既往歴：50年前に副鼻腔炎手術。HTLV-1 Ab：16倍。喫煙歴：なし。
b. 55歳、女性。既往歴：慢性副鼻腔炎。HTLV-1 Ab：4,096倍。喫煙歴：なし。
DPB-like patternにおいては、小葉中心性の小結節影、分岐を線状影、およびtree-in-bud appearanceを認める。

HMPVによる肺炎の画像所見の特徴は、肺門から末梢に広がる細気管支炎である（図10〜12）。単純X線写真上の特徴は中枢気道から放射状に広がるような気管支壁肥厚を認める。胸部CTで詳細に解析すると、中枢から気管支壁肥厚を伴う症例が多く、末梢肺まで広がる場合には末梢レベルの気管支壁が肥厚して淡い粒状陰影が散在するパターンを示す。気管支の断面像で壁の肥厚が、また壁の肥厚した気管支が集簇して細かい斑状影となる。分布としては下肺優位（特に中葉・舌区）の症例が多い。

HTLV-1の慢性感染症に伴う肺病変

HTLV-1の肺病変としては、大きくDPB-like pattern（図13）とIIPs-like pattern（図14）の2つに分類することができる。また間

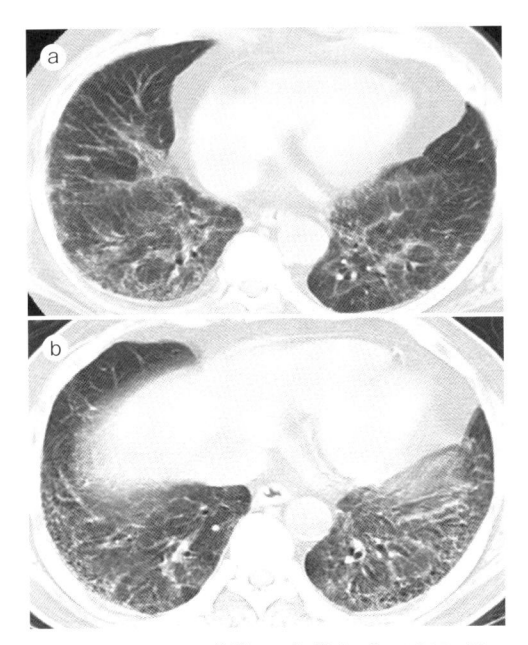

図14 HTLV-1 感染に合併した NSIP-like pattern の肺病変
a. 60歳，男性。既往歴：心房細動，高血圧。HTLV-1 Ab：8,192倍。喫煙歴：80本/日×8年（30年前に禁煙），BALF所見：Mφ 52％，Lym 44.8％，Neu 2.1％，Eos 0.3％，CD4/8 比 3.81。
b. 63歳，男性。既往歴：高血圧，糖尿病，虫垂炎手術，HTLV-1 Ab（＋）。喫煙歴：40～60本/日×42年間（1年前より禁煙）。BALF所見：Mφ 43.8％，Lym 46％，Neut 3.8％，Eos 1.9％，CD4/8 比 3.83。
NSIP-like pattern においては，すりガラス陰影，および網状影を認めるものの，浸潤影，または honeycombing は認めない。

質性肺炎の組織像を解析したところ NSIP の比率が高く，まれに LIP を呈することがある[6]。同じウイルスの慢性感染症でありながら，なぜこのように異なるパターンの肺病変を形成するのかは不明である。

● 文献
1) Hamman L, Rich AR. Acute diffuse interstitial fibrosis of the lungs. Bull Johns Hopkins Hosp 1944；74：177-212.
2) Lew TW, Kwek TK, Tai D, et al. Acute respiratory distress syndrome in critically ill patients with severe acute respiratory syndrome. JAMA 2003；290：374-80.
3) Bauer TT, Ewig S, Rodloff AC, et al. Acute respiratory distress syndrome and pneumonia：a comprehensive review of clinical data. Clin Infect Dis 2006；43：748-56.
4) ジョン・バリー．平澤正夫，訳. The great influenza. 東京：共同通信社，2005.
5) Louria DB, Blumenfeld HL, Ellis JT, et al. Studies on influenza in the pandemic of 1957-1958. II. Pulmonary complications of influenza. J Clin Invest 1959；38(1 Part 2)：213-65.
6) Yu H, Fujita J, Higa F, et al. Nonspecific interstitial pneumonia pattern as pulmonary involvement in human T-cell lymphotropic virus type 1 carriers. J Infect Chemother 2009；15：284-7.
7) Oseasohn R, Adelson L, Kaji M. Clinicopathologic study of thirty-three fatal cases of Asian influenza. N Engl J Med 1959；260：509-18.
8) Fujita J, Sunagawa S, Higa F, et al. Comparison of critically ill patients between different outbreaks caused by pandemic H1N1 2009 influenza virus in Okinawa, Japan. Influenza Other Respi Viruses 2011；5：e477-478.
9) Fujita J, Higa H, Azuma M, et al. Immunohistochemical findings of an autopsied lung specimen from a patient with pandemic influenza (A/H1N1pdm) virus infection. Intern Med 2012；51：507-12.
10) Fujita J, Tohyama M, Haranaga S, et al. Hamman-Rich syndrome revisited：how to avoid misdiagnosis. Influenza Other Respi Viruses 2013；7：4-5.
11) Fujita J, Bandoh S, Yamaguchi M, et al. Chest CT findings of influenza virus-associated pneumonia in 12 adult patients. Influenza Other Respi Viruses 2007；1：183-7.
12) Schildgen V, van den Hoogen B, Fouchier R, et al. Human Metapneumovirus：lessons learned over the first decade. Clin Microbiol Rev 2011；24：734-54.
13) Widmer K, Zhu Y, Williams JV, et al. Rates of hospitalizations for respiratory syncytial virus, human metapneumovirus, and influenza virus in older adults. J Infect Dis 2012；206：56-62.

6 肺アスペルギルス症

加賀亜希子　塩野文子　金澤　實

はじめに

　肺アスペルギルス症は空中浮遊真菌であるアスペルギルス属の経気道的侵入によって生じる肺疾患の総称で，呼吸器科が扱う真菌症の中でも頻度の高い疾患である。また，日本剖検輯報のデータに基づく死亡時における日本の深在性真菌症としては，アスペルギルス症が最も多い[1]（図1）。原因菌種として多いのは *Aspergillus fumigatus* で，ほかに *A. niger*, *A. flavus* など多くが知られているが，菌種による病態や病型の明らかな差異は知られていない。

　宿主の気管支・肺の状態，免疫状態や医原性要因によりさまざまな病型を取り得る。アレルギーが関与するアレルギー性気管支肺アスペルギルス症（allergic bronchopulmonary aspergillosis：ABPA），好中球減少状態にあることにより播種を来す侵襲性肺アスペルギルス症（invasive pulmonary aspergillosis：IPA）。一方慢性経過をたどる，慢性肺アスペルギルス症（chronic pulmonary aspergillosis：CPA）の3型に大きく分類される。

　2007年に発表された「深在性真菌症の診断・治療ガイドライン2007」においては，慢性肺アスペルギルス症としてアスペルギローマと慢性壊死性肺アスペルギルス症（chronic necrotizing pulmonary aspergillosis：CNPA）が定義され，CNPAはアスペルギローマに合併し浸潤影を呈した場合，あるいは既存の空洞が拡大する場合などさまざまな病型を含んでいた。

　しかしながら，近年慢性経過をたどる肺アスペルギルス症として，慢性空洞性肺アスペルギルス症（chronic cavitary pulmonary aspergillosis：CCPA），慢性壊死性肺アスペルギルス症，肺アスペルギローマ，慢性線維性肺アスペルギルス症（chronic fibrosing pulmonaryaspergillois：CFPA）などが病型として使用され，分類は複雑化してきている[2]。2008年の米国感染症学会（Infectious Diseases Society of America：IDSA）のガイドラインではCNPAは侵襲性アスペルギルス症の亜型として示されており，1～3カ月と比較的早い経過をとるものとしている。実際にはオーバーラップした病態を示すことから，臨床現場において現在その分類を行うことが難しいのが現状である。本邦においても2014年に新たなガイドラインへ改訂され，CPA

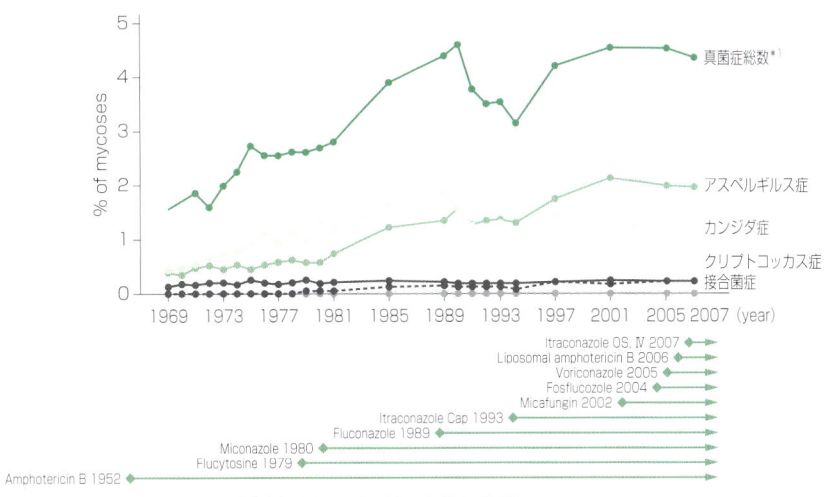

図1　日本病理剖検輯報による内臓真菌症の発現頻度
(Kume H, Yamazaki T, Tagano T, et al. Epidemiology of visceral mycoses in autopsy cases in Japan：comparison of the data from 1989, 1993, 1997, 2001, 2005 and 2007 in Annual of Pathological Autopsy Cases in Japan. Med Mycol J 2011；52：117-27 より引用)

の病型として単純性肺アスペルギローマ(simple pulmonary aspergilloma：SPA)，慢性進行性肺アスペルギルス症(chronic progressive pulmonary aspergillosis：CPPA)の2つに分類された。CPPAには上述したCNPAとCCPAが含まれるが，この両者は概念的には別病型と理解できるものの，実際の臨床現場ではその境目がはっきりしない。換言すれば鑑別診断は困難であり，治療的にも明らかな差異がないため，両者を統合してCPPAとしたとされている。

アレルギー性気管支肺アスペルギルス症(ABPA)

アスペルギルス属に反応して誘発される気道の炎症性破壊を伴う肺の過敏性疾患である。A. fumigatus が主な原因となる。アスペルギルスに感作された喘息患者において，下気道にアスペルギルスが腐生することにより

IgG抗体も産生されⅠ型アレルギーだけでなくⅢ型，Ⅳ型アレルギー反応も来す疾患とされている。Rosenbergらの診断基準が広く用いられている。一次基準として，①喘息，②末梢好酸球増多，③血中IgE高値，④肺浸潤，⑤即時型皮膚反応，⑥アスペルギルス沈降抗体陽性，⑦中枢性気管支拡張，以上7項目を全部満たせば確実，6項目でほぼ確実とされる。また二次基準としては，①喀痰中のアスペルギルスの検出，②褐色の気管支塞栓子の喀出既往，③アスペルギルスに対するArthus型皮内反応陽性が参考所見として挙げられている。しかし早期例や非典型例などではこれらの基準を満たさない場合も多い。症状としては全身倦怠感，発熱，喘息発作，時に褐色の比較的固い粘液栓子の喀出がみられる。胸部X線写真では上中肺野を中心移動性ないし固定性の浸潤影，無気肺，気管支壁の肥厚や拡張が認められ，気管支内の粘液栓が棍棒状陰影として認められ，gloved finger

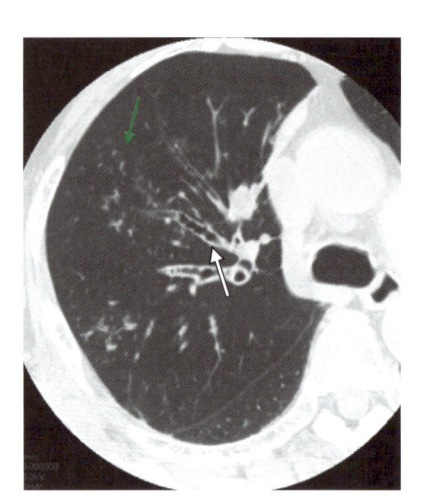

図2 胸部CT（ABPA）
右上葉に中枢性気管支拡張（⇨）と小葉中心性粒状影（→）を認める。

signと呼ばれる。胸部CTでは，中枢性気管支拡張は嚢状か静脈瘤状であることが多い（図2）。粘液栓が高頻度に認められる。末梢細気管支の粘液栓による病変は，小葉中心性粒状影として認められる（図2）。切除例の病理学所見では著しい好酸球を伴う気管支粘液栓子と，その末梢に存在する好酸球浸潤を伴う気管支中心性肉芽腫症が特徴的所見とされている。

治療法は2014年本邦のガイドラインにおいてステロイド薬とイトラコナゾール（ITCZ）もしくはボリコナゾール（VRCZ）の併用であるが，抗真菌薬についてはどのタイミングで併用すべきかコンセンサスは得られていない。

侵襲性肺アスペルギルス症（IPA）

ステロイド治療などの免疫抑制薬の長期投与患者，AIDSなどの免疫不全患者など重篤な基礎疾患や集学的治療を行われた際に発症する日和見感染症である。急速に増悪し死亡率が高い。臨床症状は発熱，咳嗽，喀痰などの呼吸器症状を認める。診断には感染局所から病理学的，微生物学的にアスペルギルスを証明することが必要となるが，基礎疾患が重篤かつ病気の進行具合から侵襲的検査に伴う検体採取が困難な場合がある。特徴的な画像所見を有し，補助的診断法としての血清中のアスペルギルスガラクトマンナン抗原または（1,3）β-D-グルカンが陽性であれば診断することができる。

画像所見は数時間から数日の経過で増悪し，病初期では胸部X線写真での異常所見が認められない場合もある。胸部X線写真では楔状陰影や空洞病変を認める。胸部CTでは，白血球減少期には斑状あるいは区域性の浸潤影や結節・腫瘤影がみられ，周囲にすりガラス影を伴うことが多い。結節・腫瘤影と周囲のすりガラス影は，CT halo signと呼ばれ，これらは中心部の凝固壊死巣と周囲の出血を反映している[3]（図3a）。これらはIPAにのみに特徴的なわけではなく，カンジダ，ムーコルなどのほかの真菌症，多発血管炎性肉芽腫症（granulomatosis with polyangiits：GPA，Wegener肉芽腫症）などの肉腫性血管炎などの病態でも認められる。白血球回復期には，中心部の凝固壊死巣の分離により周囲の肺胞領域との間に空気が入り込んで三日月状の気腔を生じ，air crescent signが形成される[4]（図3b）。

治療は，第1選択にボリコナゾール（VRCZ）が推奨されている。これはアンホテリシンB（AMPH-B）とVRCZの無作為比較試験でVRCZ群が生命予後および効果においてAMPH-Bよりも優れていたという臨床試験が根拠になっている[5]。また別の臨床試験

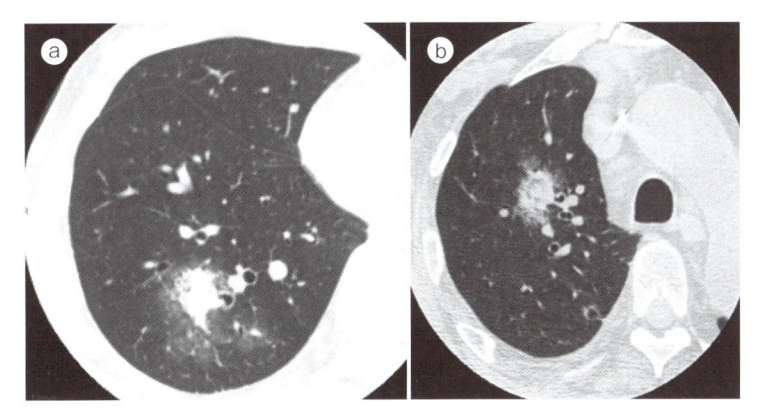

図3 胸部 CT（IPA）
a．腫瘤影の周囲にすりガラス陰影を認める halo sign がみられる。
b．結節内部に空気像（air crescent sign）を認める。

においてアムホテリシン B リポソーム製剤（L-AMB）は VRCZ と同等の有効性を示したことによりこれも第1選択薬として推奨されている。これ以外の第2選択薬としては、ITCZ 注射薬、ミカファンギン（MCFZ）、カスポファンギン（CPFG）などが挙げられている。重症例や全身状態の不良例では抗真菌薬の併用療法も考慮されるが、現状ではまだ治療法として確立されていない。

慢性肺アスペルギルス症（CPA）

慢性呼吸器疾患の感染症コントロールが不十分なとき、CPA を疑う契機となる。肺の基礎疾患を有し、アスペルギルス沈降抗体陽性あるいは呼吸器検体からアスペルギルス属が検出・同定されれば、CPA の疑いとする。血清学的診断に関しては、アスペルギルス沈降抗体が最も感度・特異度に優れた方法である。(1, 3) β-D-グルカンおよびアスペルギルスガラクトマンナン抗原ともに陽性率は低いとされている。さらに、①咳嗽、喀痰、発熱、体重減少、呼吸困難といった症状が1カ月以上慢性的に続き、②CRP、白血球、ESR の上昇、亢進があり、③胸部 X 線写真で陰影の増悪を認め、④抗真菌薬以外の治療に対する反応が不良、いずれも満たす場合に CPA と判断する。また、4項目を満たす、あるいは胸部 X 線写真で急速な悪化がある場合は活動性あり、それ以外は活動性なしと判断する。

■単純性肺アスペルギローマ（SPA）

アスペルギローマは陳旧性肺結核、気管支拡張症、肺線維症、じん肺、肺囊胞症、胸部術後など既存の肺病変、器質的な肺組織破壊部位のある患者に発症し、その既存の病変内に fungus ball を形成する（図4）。CPA の中では fungus ball の陰影が主で、周辺病変に乏しく、経過の安定したものを指す。かつては肺結核の遺残空洞にみられることが多かったが、今日では肺気腫や気腫合併肺線維症の気腔部分（気腫性嚢胞と蜂巣肺）、肺癌術後の遺残腔にみられる例が増加してきている。臨床的に無症状の症例も多いが、咳嗽、血痰、喀血、発熱やるい瘦などの症状を認める場合もある。喀血はアスペルギローマ患者の最大死因で20％を占めている。胸部 X 線写真での異

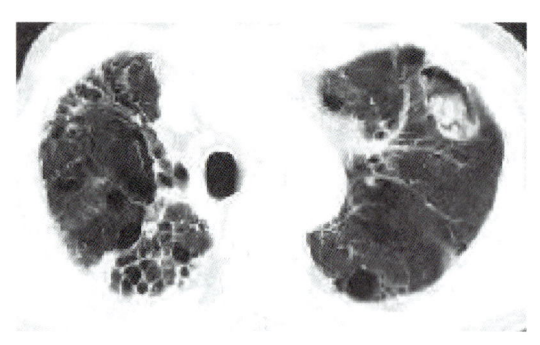

図4　胸部CT（asupergilloma）
左上葉の空洞内に菌球（fungus ball）を認める。

常陰影で発見されることも多い。単純X線，CT所見では，空洞壁および胸膜の肥厚像を認め，空洞内に菌球による円形ないし類円形の結節・腫瘤影を認める。空洞の大部分を菌球が占拠した場合，空洞と菌球との隙間は三日月状の透亮像として認められ，meniscus sign（air crescent sign）と呼ばれる。しばしば長い経過で緩徐にfungus ballが増大するが周囲の陰影の変化は少ない。菌球は体位変換によって移動する。肺アスペルギローマは時として慢性進行性肺アスペルギルス症（CPPA）へ移行することも経験される。血清診断としては，血清中のアスペルギルス沈降抗体の陽性のことが多い。

　治療の第1選択としては，外科的切除がアスペルギローマに対する治療となる。しかし，どのような症例に外科的治療を適応するかについてはコンセンサスが得られていない。肺アスペルギローマに対する肺切除は術関連死が多く，通常の肺切除と比べて危険な手術とされている。さらに高齢や呼吸機能の低下，既存の肺疾患，低栄養などのために切除ができない症例も多く，そのような症例では内科的薬物療法を選択せざるをえない。抗真菌薬療法としては，注射薬を利用する場合はMCFG，CPFGが，内服治療としては

VRCZ，ITCZが推奨されている。ITCZはガイドラインとしてはVRCZと同列に扱われるが，血中濃度の確認が困難で，しばしば治療域に達しない症例があり，必ずしも同等の効果とはいえない。一方，VRCZは高額で，治療期間も長期となるので，高齢の患者では費用負担の面から治療継続に難点がある。また，抗真菌薬の局所投与として，AMPH-Bの空洞内注入なども行われている。

■慢性進行性肺アスペルギルス症（CPPA）（従来のCNPAとCCPA）

　CPPAも肺に器質的異常を有する陳旧性結核，非結核性抗酸菌症，気管支拡張症，COPD，間質性肺炎，気腫合併肺線維症，胸部術後などに発生するのが基本であり，超高齢，糖尿病，慢性腎不全，膠原病，長期の免疫抑制薬の投与からさまざまな程度の免疫抑制状態があるとより合併しやすくなる。慢性の経過で緩徐に進行し，semi-invasive aspergillosisと呼ばれるが，時に急速に進展し呼吸不全を呈したり，喀血を繰り返し予後不良となることがある。

　画像所見では，アスペルギローマに合併し空洞周囲に浸潤影を呈する場合，既存空洞が拡大する場合，空洞壁肥厚が進行する場合などさまざまな所見を呈する（図5a～c）が，いずれも病変が不安定であり，進行性の場合をCPPAとする。

　治療はわが国のガイドラインでは，注射薬を使用する際は，MCFG，VRCZを第1選択とする。ただし，MCFGとVRCZで有効性に有意差はないものの副作用の発現率はMCFGで有意に低頻度であると報告されている[6]。その後の維持療法としてVRCZ，ITCZの経口薬で治療を継続する。

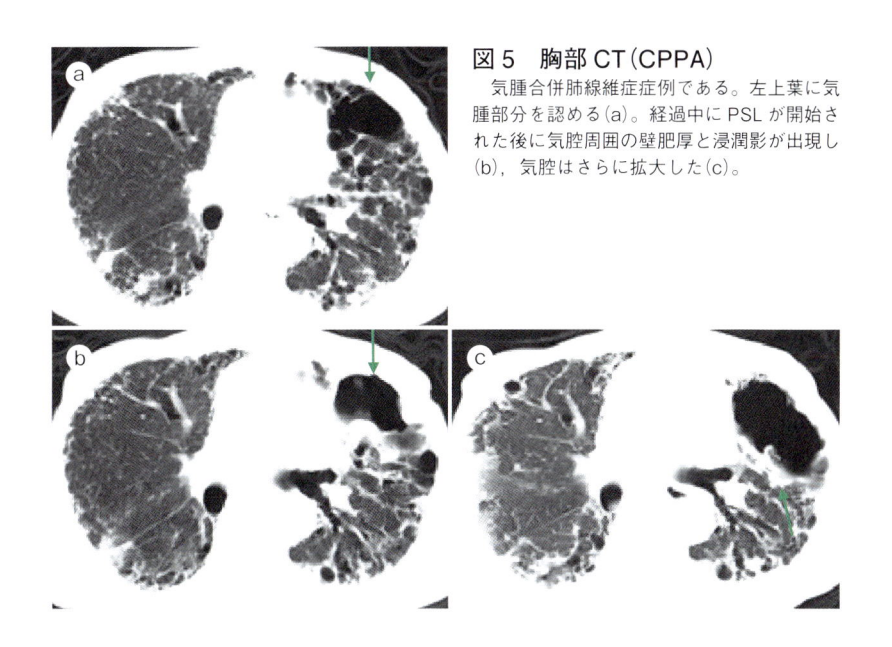

図5 胸部CT（CPPA）
気腫合併肺線維症例である。左上葉に気腫部分を認める（a）。経過中にPSLが開始された後に気腔周囲の壁肥厚と浸潤影が出現し（b），気腔はさらに拡大した（c）。

肺アスペルギルス症と肺非結核性抗酸菌症

　最近は，気管支拡張症，肺気腫，肺囊胞など多くの病変に肺アスペルギルスと肺非結核性抗酸菌症（nontuberculous mycobacteriosis：NTM）の合併する症例を経験する機会も増え，その臨床像は多彩で，薬剤の相互作用のため治療に難渋することが多い。今後高齢者の増加に伴って合併例はさらに増加することが危惧される。

　肺NTM症の画像所見については線維空洞型と結節・気管支拡張型に分けられるが，いずれの病型とも慢性肺アスペルギルス症の先行病変となり得る。Kobashiらの報告[7]では，*Mycobacterium avium* complex（MAC）発症からCNPA（本邦での2014年のガイドラインではCPPAに分類される）の診断に至るまで平均36カ月，石川らの報告[8]では肺NTM診断からCNPAの診断まで平均約7年を要しており，NTMの治療中には肺アスペルギルス症の発症について留意する必要がある。また，診断について，Kobashiら[7]によると，肺NTM症を合併したCNPA症例8例における検討で，アスペルギルス抗体陽性9例，アスペルギルス抗原陽性2例，β-D-グルカン陽性が7例で，全例が喀痰あるいは気管支鏡検体でアスペルギルス属を検出・同定されていた。また近年では，石川ら[8]の肺アスペルギルス症を合併した肺NTM症10例の検討においても，アスペルギルス抗原は全例で陽性，アスペルギルス沈降抗体は施行した4例中3例で陽性，β-D-グルカンは9例中1例で陽性だった。気道由来検体からのアスペルギルス属の検出・同定は3例であった。いずれの報告でも，画像所見では空洞壁の肥厚や菌球，浸潤影の出現などを認めた。肺NTM症を合併した肺アスペルギルス症においても，血液検査としては，アスペルギルス抗原・抗体検査は有用で，画像所見も上記のCPPA所見として矛盾ない所見を呈しているため診断はし得ると思われる。

　治療についてはNTMで使用するRFPもしくはRBTと肺アスペルギルス症で使用する

ことがある VRCZ とは相互作用のため併用禁忌となっている。NTM治療を優先するか，肺アスペルギルス症治療を優先するか，あるいは同時に行うかはおのおのの疾患の病勢を判断し決定する必要があるが，両疾患とも治療が困難なうえ，それぞれの key drug が使用できなくなるため，これからの呼吸器臨床の大きな課題となると想定される。

● 文献

1) Kume H, Yamazaki T, Tagano T, et al. Epidemiology of visceral mycoses in autopsy cases in Japan：comparison of the data from 1989, 1993, 1997, 2001, 2005 and 2007 in Annual of Pathological Autopsy Cases in Japan. Med Mycol J 2011；52：117-27.
2) Segal BH. Aspergillosis. N Engl J Med 2009；360：1870-84.
3) Kuhlman JE, Fishman EK, Siegelman SS. Invasive pulmonary aspergillosis in acute leukemia：characteristic findingson CT, the CT halo sign, and the role of CT in earlydiagnosis. Radiology 1985；157：611-4.
4) Kim MJ, Lee KS, Kim J, et al. Crescent sign in invasivepulmonary aspergillosis：frequency and related CT andclinical factors. J Comput Assist Tomogr 2001；25：305.
5) Herbrecht R, Denning DW, Patterson TF, et al. Voriconazole versus amphotericin B for primary therapy of invasive aspergillosis. N Engl J Med 2002；347：408-15.
6) Kohno S, Izumikawa K, Ogawa K, et al. Intravenous micafungin versus voriconazole for chronic pulmonary aspergillosis：a multicenter trial in Japan. J Infect 2010；61：410-8.
7) Kobashi Y, Fukuda M, Yoshida K, et al. Chronic necrotizing pulmonary aspergillosis as a complication of pulmonary *Mycobacterium avium* complex disease. Respiology 2006；11：809-13.
8) 石川成範，矢野修一，門脇　徹，ほか．肺アスペルギルス症を合併した非結核性抗酸菌症の臨床的検討．結核 2011；86：781-5.

7 クリプトコックス感染症

楊川哲代　酒井文和　高木康伸

クリプトコックス症と臨床

　クリプトコックス症（Cryptococcosis）は真菌 Cryptococcus 属による感染症で，肺炎として発症する。HIV 感染者では播種病変としての髄膜脳炎が問題となる。また時に皮膚，前立腺，眼などに病変を伴うことが知られている。クリプトコックス症の主たる起炎菌として Cryptococcus neoformans，Cryptococcus gattii の 2 種類に大別される。Cryptococcus 属は莢膜の主要構成成分である glucuronoxylomannan の抗原性の違いによって A，B，C，D，AD の 5 つの血清型に分類される。A，D，AD は C. neoformans に，B，C は C. gattii に相当する。クリプトコックス症は日本ではほとんどが C. neoformans による感染症である。C. neoformans は自然環境では莢膜を有する酵母菌型とし存在，通常は鳥の糞によって汚染された土壌から分離される。ヒトへの感染は土壌中の菌体を吸入することで成立するといわれている。一方 C. gattii は熱帯，亜熱帯，温帯の木々から分離される菌である。かつてはオーストラリアなどの地域限定感染症として知られていたが近年カナダでの集団感染や日本での弧発感染例が報告[1]されており今後本国でもその感染への注意が必要と考えられる。

　クリプトコックス症は前述の通り経気道的に感染菌体が侵入し発症する感染症である。気道を経て体内に侵入した菌体は肺胞腔内に到達すると肺胞マクロファージによって貪食・殺菌されるが，一部はマクロファージの殺菌に抵抗し増殖する。これに対し宿主側は肉芽腫性反応を誘導し感染を終息へ導く[2]。このようにクリプトコックス感染症における感染防御は細胞性免疫が主体となるため細胞性免疫が低下する HIV 感染症や血液悪性疾患患者，膠原病や糖尿病罹患者といった免疫低下者においてその発症が上昇し問題となる。一方健常者においても無症状，検診異常影として発見されることはまれではなく，免疫機能低下者，健常者両者に感染を認める感染特徴をもつ。したがって本感染症では健常者での反応と免疫抑制状態での反応を比べることが可能であり，感染病巣が免疫低下の状態ではどのように修飾されるのかを病理学的に観察することができ，感染症と宿主応答を考えるうえで重要な感染症と考えられている。

　クリプトコックス感染症の病態と病理所見

について伊藤らは莢膜形成と宿主応答の関係の重要性について記している。これによると細胞性免疫能が低下すると莢膜産生が活発となり肉芽腫性病変から肺内で著しい菌の増殖に対し組織反応が乏しいいわゆる囊胞様感染巣を形成する，また細胞性免疫の低下あるいは菌の毒性が強い場合では毛細血管内へ菌侵入により多臓器播種の危険が上昇すると免疫と感染症における関係が明確に説明されている[3]。

クリプトコックス感染症の臨床所見として発熱，咳，喀痰，呼吸困難，胸痛などが報告されている。われわれは関節リウマチ患者，健常者，HIV感染者31例のクリプトコックス症を対象として宿主側の免疫背景が異なる状態で臨床，画像がどのように変わるのか検討し報告した[4]。この中で健常者の有症状率2/13例（15％），HIV感染症例4/12（33％），リウマチ症例5/10（50％）と健常者における有症率は低く宿主側の免疫力が落ちているようなHIV感染症例や関節リウマチ（rheumatoid arthritis：RA）例では有症率がやや高いと報告したが，Yeらによる健常者76例におけるクリプトコックス症の臨床特徴を評価した報告では咳（62％），喀痰（38％），発熱（21％），胸痛（20％），呼吸困難（22％），るい痩（13％）と報告，Clarkら18例のHIV感染者におけるクリプトコックス症の臨床症状についての記載では発熱（87％），呼吸器症状（60％）と報告しておりいずれもわれわれより有症率が高いものもある[5]。Cerebrospinal fluid（CSF）内クリプトコックス陽性例についてClarkらの報告例ではHIV感染者では10/16例（63％）と報告[5]，同様にJongwutiwesらの非HIV感染者とHIV感染者における臨床特徴の違いについて検討した報告においても

HIV感染者では髄膜脳炎発症が91.9％，非HIV感染症例では20.7％と比較し有意に高いとの報告[6]，HIV感染者の髄膜脳炎発症危険度が高いことが窺えるがこれは前述の伊藤らが記した宿主応答と感染についての解説からその原因が理解できる。またこの論文では興味深いことに初感染巣である肺病変はHIV感染症例では2.7％と非HIV感染例の34.5％に対し低く，HIV感染例では肺病変を形成せず播種病変である髄膜脳炎のみで発症する症例があるという報告がある[6]。またHIV感染症例では非HIV感染例と比較し再発率が高く，特にそれはanti-retroviral therapy（ART）を施行していない群で高いと報告されている。一般的に健常者では再発を経験することはなくこれもHIV感染症例では注意が必要な所見である[6]。

クリプトコックス症の画像（中核となる所見）（図1，2）

クリプトコックス症の画像所見として最も高頻度な所見は単一あるいは多発結節影，次いで区域性あるいは大葉性浸潤影が挙がる。特に結節影はこの感染症の特徴的な所見となる。同一葉内多発結節影はこの疾患の画像特徴として有名である。この他肺門や縦隔リンパ節腫大，胸水貯留の報告がある。

宿主免疫と画像バリエーション（図3，4）

免疫低下者におけるクリプトコックス症と健常者におけるクリプトコックス症では画像所見に違いがある。Changらは免疫低下者と健常者におけるクリプトコックス症の臨床所

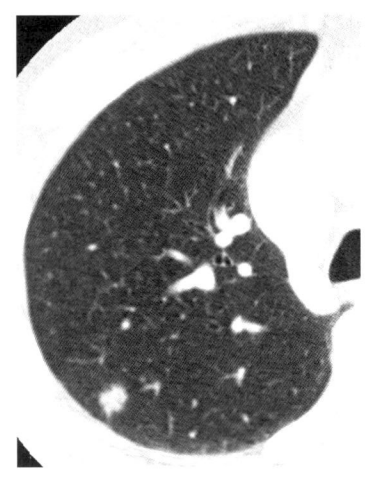

図1 典型像，健常者クリプトコックス症（結節型）（65歳，女性，高血圧内服中）
孤立性結節影が右上葉辺縁域に認める。

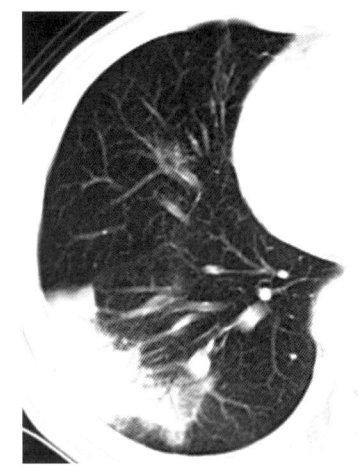

図2 典型像，健常者クリプトコックス症（浸潤影型）
右下葉辺縁域に浸潤影を認める。

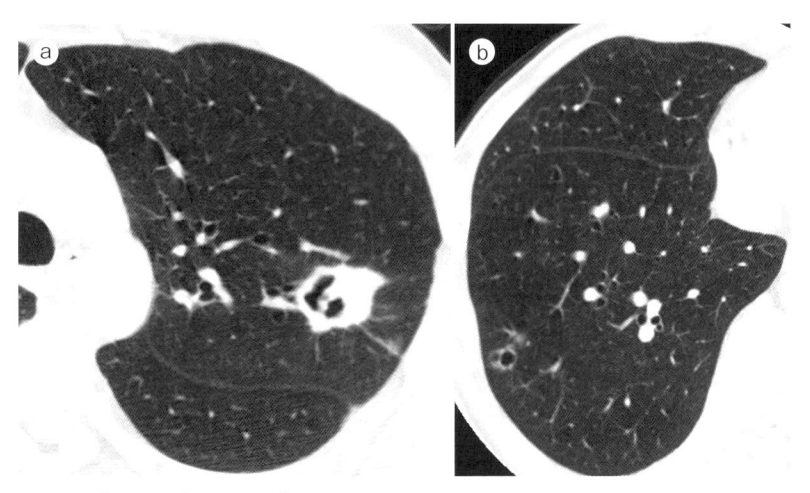

図3 バリエーション画像
a．HIV感染症厚壁空洞形成例（37歳，男性）：左上葉に厚い壁を有する空洞性結節を認める。
b．HIV感染症薄壁空洞形成例（26歳，男性）：右下葉に薄壁空洞性結節を認める。

見，画像所見の比較を行った報告では健常者のクリプトコックス症では空洞影，浸潤影が少ないと報告している[7]。Khouryらによる24症例を対象とした同様の検討報告では健常者におけるクリプトコックス症では肺辺縁域に分布する単一あるいは多発結節影を認めることが多いが免疫低下者のクリプトコックス症では単一の結節影，多発空洞影（空洞を形成するものもある），区域性浸潤影，両側性肺炎像やこれらが混在するような病変など健常者感染例より病変が多彩となる，また空洞と胸水貯留は免疫低下者におけるクリプトコックス感染例に限られると報告している[8]。健常者クリプトコックス症の画像所見

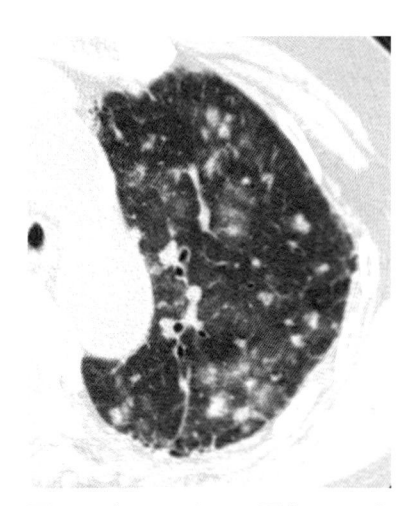

図4 バリエーション画像, RA症例
78歳, 女性: 過敏性肺臓炎型病理反応を呈した症例。左上葉肺中心域に多発結節影, すりガラス影を認める。

をまとめた報告では単一/多発結節影は最も頻度の高い画像所見[9]，頻度の低い所見として腫瘤影，リンパ節腫大，浸潤影，胸水貯留，空洞影が挙がり[9)10]，健常者と免疫低下者におけるクリプトコックス症の画像所見の違いは前述の病理学的な違いを考えると納得がいくように考えられる。

　免疫低下病態にはHIV感染症，膠原病，血液腫瘍罹患者などさまざまな疾患が背景となるがいずれも同様の所見を呈するわけではない。HuらはHIV感染者で胸部異常影を認めた11例におけるクリプトコックス症のCT画像所見を報告, これによると9/11例(82%)は空洞を伴う単一性結節，いずれも肺辺縁域に分布すると記しており，空洞を呈する特徴は前記免疫低下者クリプトコックス症の画像特徴を示すが浸潤影，両側肺炎像などそれほど多彩な画像を呈するわけではないようだ[11]。われわれも35エピソード(31症例)中, RA罹患者(10例), HIV感染症者(12例), 健常者(13例)のクリプトコックス症の画像所見の

違いについて検討を行い報告している。この検討におけるHIV感染者クリプトコックス症12例の画像もまた結節が11/12例(92%)と最も頻度が高い，うち空洞影を呈したものは4/12(33%)とRA 1/8(8%), 健常者1/10(10%)とほかと比較し頻度がやや高かったものの有意な差はなかった。また分布も肺辺縁域を呈した症例が11/12(92%), RA 5/10(50%), 健常者12/13(92%)と, HIV感染症クリプトコックス症の画像所見は空洞の出現の頻度が健常者よりやや高いほかはそれほど変わらずそれほど多彩とはいえなかった[4]。免疫低下例と健常者を比較した場合，画像所見の多彩性を認めていたがHIV感染者と健常者の画像が類似していたという結果の理由はわからない。

　感染症としての宿主反応以外の病理反応を示す場合画像が多彩となる。RA患者におけるクリプトコックス症の画像所見は多彩となる。前述のわれわれが報告した結果では, RAのクリプトコックス症において最も頻度の高かった所見は結節影8/10(80%)だが浸潤影3/10(30%), すりガラス影3/10(30%)の頻度が健常者やHIV感染者におけるクリプトコックス症と比較し有意に高かった。またHIV感染症と健常者における病変の分布は肺辺縁域を主体としていたのに対し, RA症例では肺中心域, 辺縁域＋中心域を呈する症例がそれぞれ2/10(20%), 3/10(30%)と健常者, HIV感染者と比較しその分布も多彩であった。RA症例では感染本来の宿主反応とは異なる過敏性肺臓炎型, 器質化肺炎型病理反応を認め, この病理像を呈した2例はいずれも多発結節影が肺中心域中心に分布しており, 画像の多彩性に寄与していた[4]。個々の疾患のもつ特異な反応が画像所見の多彩性に

寄与するという点は興味深い。

鑑別疾患

クリプトコックス感染症における結節影は類球形に近い境界のはっきりとした結節である。それゆえに原発性肺癌が問題となることはあまりない。癌治療者にこの病変が発症した場合は転移が問題となることが最も多い。この場合画像では両者を区別することは難しく，クリプトコックス抗原価など臨床的総合的評価，病理学的な評価により診断される。

同じ慢性の経過をとる病変として抗酸菌感染症が挙がるが，この疾患では気道散布性分布が基本画像となる。一方でクリプトコックス感染症では多発結節であっても気道散布を連想するような分布をとることはあまりない。前記の通り免疫背景によっては類似する分布をとるものもあるが多くの場合，同一葉内多発結節影であっても異なる区域といったやや離れた位置に分布する症例が多く，これは抗酸菌感染症との分布と比較し違いがある点と考えられる。

おわりに

クリプトコックス感染症の画像のバリエーションについて宿主側の免疫と関連し記載した。宿主側の免疫背景が変わると同じ感染症であっても画像特徴がわずかに変わる。病理学的な背景を考慮すると画像のバリエーションを理解しやすい。個々の疾患のもつバリエーションを示すことによって本感染症の早期診断につながることを願い解説した。

● 文献

1) Okamoto K, Hatakeyama S, Itoyama S, et al. *Cryptococcus gattii* Genotype VGIIa infection in man, Japan, 2007. Emerg Infect Dis 2010 ; 16 : 1155-7.
2) Kinjo T, Fujita J, Kawakami K. Cooperative regulation of the host defense to cryptococal infection innate immune lymphocytes. Jpn J Med Mycol 2006 ; 47 : 201-7.
3) 伊藤　誠，発地雅夫．クリプトコックス症の病理．病理と臨 1991 ; 9 : 1288-95.
4) Yanagawa N, Sakai F, Takemura T, et al. Pulmonary cryptococcosis in rheumatoid arthritis(RA) patients : comparison of imaging characteristics among RA, acquired immunodeficiency syndrome, and immunocompetent patients. Eur J Radiol 2013 ; 82 : 2035-42.
5) Clark RA, Greer DL, Valainis GT, et al. Cryptococcus neoformans pulmonary infection in HIV-1-infected patients. J Acquir Immune Defic Syndr 1990 ; 3 : 480-4.
6) Jongwutiwes U, Sungkanuparph S, Kiertiburanakul S. Comparison of clinical features and survival between cryptococcosis in human immunodeficiency virus(HIV)-positive and HIV-negative patients. Jpn J Infect Dis 2008 ; 61 : 111-5.
7) Chang WC, Tzao C, Hsu HH, et al. Pulmonary cryptococcosis comparison of clinical and radiographic characteristics in immunocompetent and immunocompromised patients. Chest 2006 ; 129 : 33-40.
8) Khoury MB, Godwin JD, Ravin CE, et al. Thoracic cryptococcosis : immunologic competence and radiolologic appearance. Am J Roentgenol 1984 ; 142 : 893-6.
9) Lindell RM, Hartman TE, Nadrous HF, et al. Pulmonary cryptococcosis : CT findings in immunocompetent patients. Radiology 2005 ; 236 : 326-31.
10) Fox DL, Müller NL. Pulmonary cryptococcosis in immunocompetent patients : CT findings in 12 patients. Am J Roentgenol 2005 ; 185 : 622-6.
11) Hu Z, Xu C, Wei H, et al. Solitary cavitary pulmonary nodule may be a common CT finding in AIDS-associated pulmonary cryptococcosis. Scand J Infect Dis 2013 ; 45 : 378-89.

8 結核（1）肺結核

堀部光子　蛇澤　晶　三上明彦　倉島篤行

はじめに

　結核は世界の三大感染症の一つで，世界人口の1/3にあたる約20億人以上の人が結核菌に感染している。世界保健機関（World Health Organization：WHO）によると，結核罹患者は2012年には新たに860万人が結核を発病，130万人が結核で死亡している。本邦では，平成24年結核登録者情報調査年報によると，年間2万1千人以上の結核患者が新たに登録され，欧米諸国と比較すると日本の結核罹患率（人口10万対の新登録結核患者数）（16.7）は減少傾向にあるものの依然として高く，米国（3.4）の4.9倍，ドイツ（4.3）の3.9倍であり中蔓延国である。結核の発病から初診まで2カ月以上の受診の遅れは有症状肺結核の18.7％，初診から診断まで1カ月以上の診断の遅れは有症状肺結核の22.0％であった[1]。結核は診断が遅れるとその間に病変は進行し感染が拡大するため早期診断早期治療が必須である。診察時症状などから結核の可能性が考えられる場合，胸部画像診断を行い異常があれば喀痰の抗酸菌検査をはじめとする検査を行う。画像診断は肺結核の診断の入り口となるため，肺結核の画像所見を理解しておくことは大変重要である。本項では肺結核の中核となる典型的な画像所見およびそのバリエーションについて解説する。

結核の病態

　結核の感染経路は，感染者の咳，くしゃみなどによる飛沫核を吸入することにより感染する（空気感染）。感染が成立するのは約30％と考えられている。結核菌未感染の個体にこの飛沫核が侵入すると，結核菌は呼吸細気管支ないし肺胞領域に到達し常在マクロファージに貪食されるが，このマクロファージは結核菌を殺菌できず細胞内での増殖が開始され，この段階では抗原非特異的な滲出性病巣が局所に形成され，これを初感染原発巣と呼ぶ。結核菌を貪食したマクロファージや樹状細胞が所属領域のリンパ節に到達し抗原提示を行いT細胞による免疫応答が開始される。リンパ節にも同様の滲出性病巣が形成され，肺野の初感染原発巣と併せて初期変化群と呼ばれる[2]。抗原提示を受けて活性化されたT細胞は感染局所へ遊走する。インターフェロ

ンγは主にCD4⁺T細胞亜群であるTh1細胞によって産生され，マクロファージを活性化，貪食能を亢進し，遅延型過敏反応に関与する。CD8⁺T細胞は結核菌を取り込んだマクロファージを傷害する。また結核菌を貪食したマクロファージはTNF-αやケモカインを放出し単球が局所に集まり肉芽腫の形成を行う[3]。初感染原発巣は，分布は上下の偏在がなく通常は胸膜直下1cm以内の部位にみられ，1個のことが多い。大部分の人では初期変化群は，自然治癒する。結核免疫の十分な成立の前に初期変化群に引き続いて発病する群がみられ一次結核と呼び初感染の約5%にみられる。ある期間後，免疫が成立した個体で初感染後生存し続けた結核菌が発病に至ったものを二次結核と呼び約5%が発病する。

病理

肺結核の画像所見は，病理の多様性を反映して多彩である。結核の病理所見は，滲出性，繁殖性，増殖性，硬化性の4型に分けられる。その他として空洞がある。

滲出反応は，結核菌が組織に定着した際に起こる血液成分の血管外漏出を主体とする非特異的反応であり，フィブリンやマクロファージ，好中球などの滲出からなる。滲出性変化の中心には細胞成分が多く，辺縁部にいくにつれて少なくなり，液体成分に変わる。この辺縁部の変化は，周局炎と呼ばれ無治療でも消失することがある[4]。滲出反応では，マクロファージ内に多数の結核菌が存在するが，壊死に陥った段階から減少し始める。次いで出現する繁殖反応では，滲出反応

にみられたマクロファージが類上皮細胞に分化し，肉芽腫を形成する。肉芽腫内部には，マクロファージの癒合した多核巨細胞がみられることが多い。さらに増殖反応に至ると類上皮細胞を囲むような嗜銀線維，抗原線維が産生され肉芽腫は堅固となる。病変の治癒傾向が強いと，硬化反応に至る。この反応は，肉芽腫内の抗原線維が徐々に厚く密となるにつれ類上皮細胞が委縮し，最終的に線維化に置き換えられた状態をいう[5]。空洞は脂質に富んだ凝固壊死である乾酪物質が液化し誘導気管支から排泄され生じる。乾酪壊死は滲出性反応で起こりやすい。

肺結核の画像所見

■典型例

一般病院で遭遇する成人肺結核はほとんどが二次肺結核である。二次肺結核は初期変化群が被包化される以前に結核菌が肺に散布し新たに病巣が形成され，この病巣がいったん治まった後に再燃を起こして発病するもので，画像所見は病理所見の多様性かつ結核菌の量やビルレンス，もしくは個体の感受性によりさまざまな所見を呈する。

典型的な画像所見は，S^1，S^{1+2}，S^2，S^6に周囲に経気道性に散布されたコントラストの高い小葉中心性の粒状影，分岐線状影(tree-in-bud appearance)を伴ったコンソリデーションで高頻度に空洞を認める(図1)。しばしば内部にエアー・ブロンコグラムを伴う(図2)。コンソリデーションは，繁殖期，増殖期を主とするさまざまな拡がり，形態を呈し，増殖期になるにつれて輪郭が明瞭となる。

Tree-in-bud appearanceは，呼吸細気管支

8 結核（1）肺結核

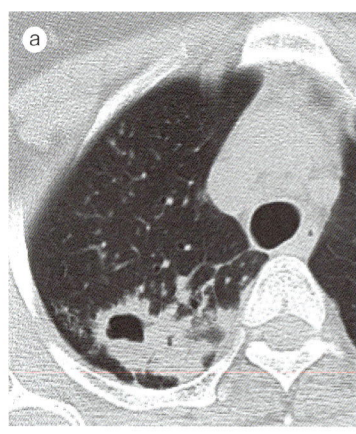

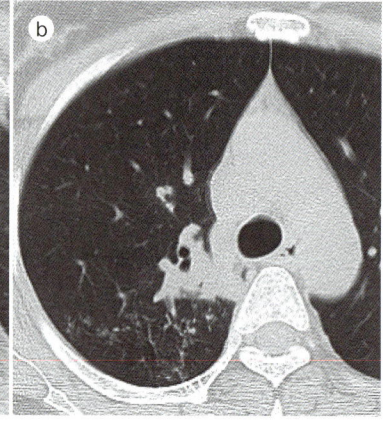

図1　40歳代，女性，肺結核
a．HRCT：右S¹からS²に空洞を伴ったコンソリデーションを認め周囲にコントラストが高い小葉中心性の散布巣およびtree-in-bud appearanceを認める。
b．HRCT：右S⁶において周囲にコントラストが高い小葉中心性の散布巣よびtree-in-bud appearanceを認める。

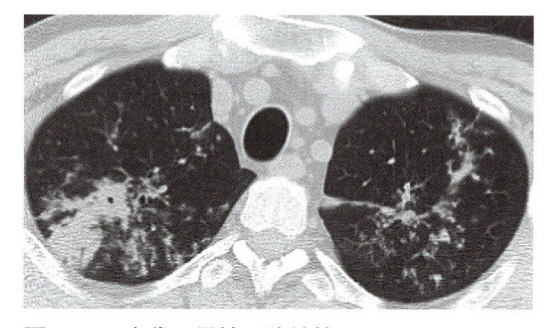

図2　40歳代，男性，肺結核
HRCT：右上葉に内部にエアー・ブロンコグラムを伴ったコンソリデーションを認め両側にコントラストが高い小葉中心性の粒状影およびtree-in-bud appearanceを認める。

から肺胞管内の乾酪性肉芽腫の充満像で呼吸細気管支や肺胞管の径を超えない[6]。この所見は，早期から認める抗酸菌症に特徴的な所見でほかの疾患との鑑別点となる（図3）。空洞は壁が厚いものが多く平滑さを欠くことが多い。混合感染がない場合，空洞内部にニボーの形成はまれである[7]。

その他として結節（結核腫）がある。数ミリ以上の大きさで単独または複数個みられ境界明瞭，辺縁平滑な類円形の結節で時に石灰化を伴い約80％に周囲に小結節の散布巣を伴う（図4）。時に結節の辺縁が不整な症例もみられる。病理学的には，小葉またはその癒合単位の線維乾酪型病変で結合組織の被膜を伴う。

■バリエーション（非典型例）
●結核性肺炎

急速に区域性，肺葉に広がる肺炎様の広範な均等影を認めるもので，初期は好中球，フィブリンを伴った漿液性滲出性病巣が気管支肺炎様に分布し，数日後には肺葉全体に拡がり大葉性肺炎様となる。やがて不規則に乾酪変性が出現進行し，一部が軟化融解し空洞を形成する[8]。画像所見は区域大以上のエアー・ブロンコグラムを伴ったコンソリデーション（図5）で，しばしば内部に空洞を伴う。結核性肺炎では早期に収縮が起こるのでエアー・ブロンコグラムが拡張する傾向にある[9]。周囲にコントラストの高い小葉中心性の粒状影，分岐線状影（tree-in-bud appearance）を認める。免疫が不十分な場合は病変内部に乾酪壊死によって起こる空洞の頻度が

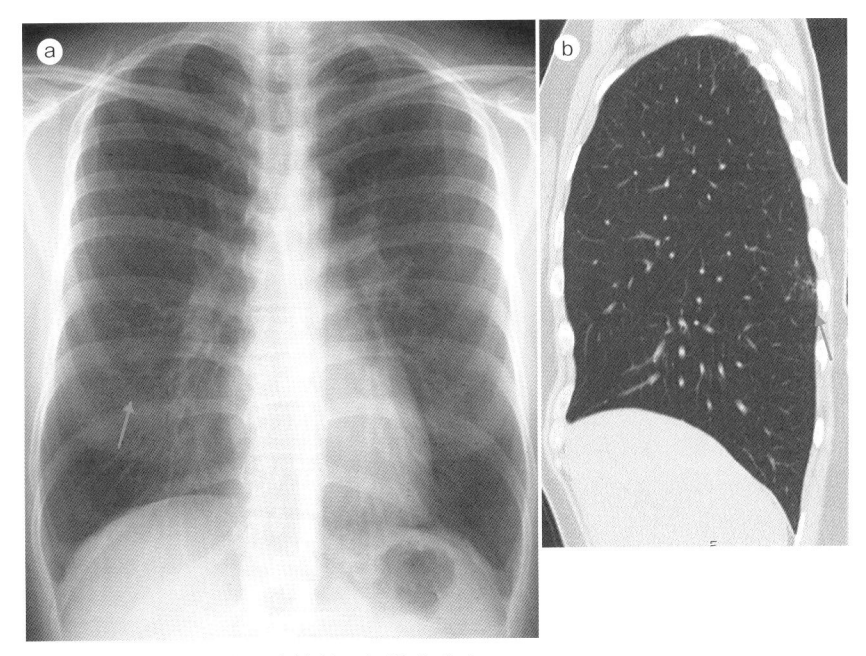

図3 30歳代,女性,肺結核の軽微な病変
a.胸部単純X線写真:右中肺野にコントラスト高い粒状影(→)を認める。
b.HRCT:右S⁶にコントラストが高い小葉中心性の散布巣およびtree-in-bud appearance(→)を認める。

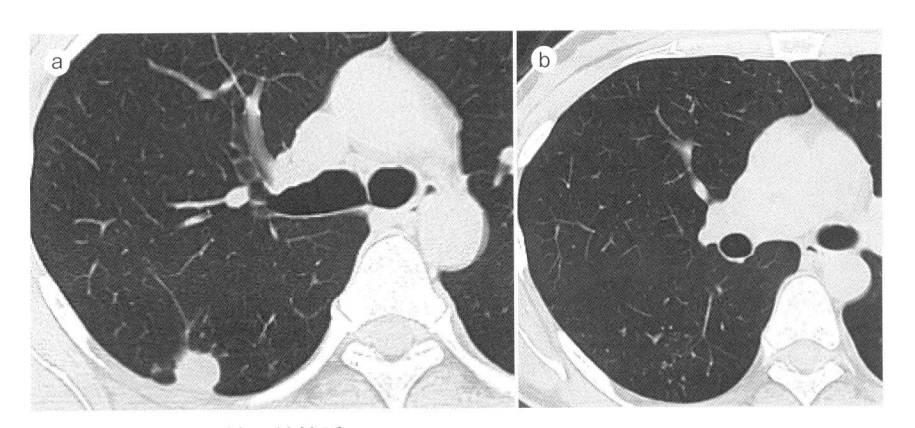

図4 30歳代,女性,結核腫
a.HRCT:右S⁶に比較的境界明瞭な結節影を認め周囲に線状影,粒状影を認める。
b.HRCT:尾側のスライスにおいてコントラストが高い小葉中心性の粒状影およびtree-in-bud appearanceを認める。

低いとされている(図6)。また,高齢者においてもあまり空洞認めず加齢に伴う免疫低下が関与していると推測されている。

● **免疫不全患者の肺結核**

結核の感染防御は細胞性免疫が担っており,したがって,細胞性免疫が低下する病態では抗酸菌症の発病リスクは高くなる。細胞性免疫が低下する病態として糖尿病,TNF-α阻害薬投与,副腎皮質ホルモン薬投与,慢性腎不全/透析,臓器移植,HIV感染者,高

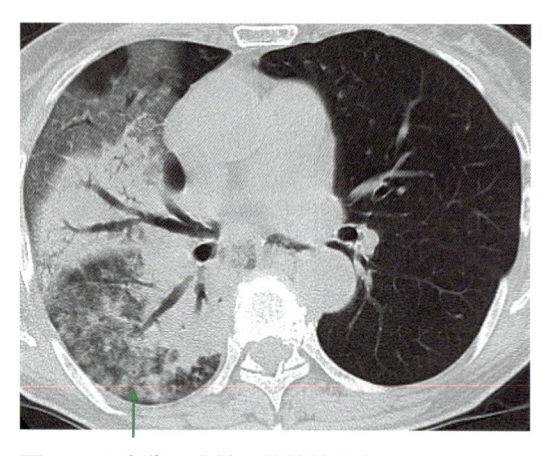

図5 70歳代，女性，結核性肺炎
HRCT：中葉，右下葉に内部に気管支拡張を伴ったコンソリデーションを認め周囲にすりガラス影．右下葉はコントラストが高い小葉中心性の粒状影および tree-in-bud appearance（→）を認める．

齢者などがある．これらの患者に結核を発病すると，肉芽腫の形成不全，結核菌の封じ込めの低下によって乾酪性壊死は起こりにくくなり，また播種しやすくなる．胸部単純X線写真，胸部CTで病変部位の非空洞形成，好発部位とは異なる下葉の病変（図7），肺門・縦隔のリンパ節腫脹，粟粒影など非典型像，肺外結核を認めるようになる[10]．糖尿病患者においてはCTで小空洞の多発を認める傾向があると報告されている[11]（図8）．

●**慢性細葉性散布肺結核症（岡Ⅱb型）**

慢性細葉性散布肺結核症（岡氏肺結核病型分類ⅡB型，以下岡Ⅱb型）は，全肺結核症の0.18〜0.32％に認められ，全肺野にびまん性に細葉性病変が分布するまれな病型であり（図9），以下のように定義されている．細かい陰影の散布であり，その散布状況は全肺野一様ではなく粗密の差が著明で，かつ，一つ一つの病影も細かいながらも形は一様でなく，多少大小があり，形もいわゆる細葉性といわれるように不規則な形をしている．典型的な岡Ⅱb型では，両側肺にほとんど対照的に上方は密で，下方にいくにしたがって次第に粗に細葉性病変が散布している[12]．なお，細葉は現在では終末細気管支末梢領域を指すが，古典結核病学での細葉は第一次呼吸細気管支末梢を指していることに注意を要する．

●**気管支結核**

気管支結核は一般的に区域気管支より中枢側の気管気管支病変とされ，気管支粘膜内に結核病巣が形成される疾患である．若年女性に多いのが特徴である．結核菌は通常は直接に気道粘膜には侵入できないとされ，気管支結核の成因は①菌陽性喀痰の停留による気道への侵入，②肺病巣の誘導気管支の気管支粘膜に沿って進展，③リンパ節結核気道穿孔，④気管支動脈を介した播種などが考えられている．病理学的には初期の粘膜の結節性病変から乾酪壊死による潰瘍，ついで瘢痕形成と種々の病変がある．瘢痕化すると引きつれによって気道の狭窄を伴う．症状は激しい咳，喘鳴，嗄声などで喘息と誤診され診断が遅れることがある．左主気管支〜気管が好発部位である．胸部単純X線写真では気道病変は，縦隔，肺門部と重なるため見落とされやすいためCTが特に有用である．CTで気管，気管支の長い領域の同心円状の壁の肥厚，狭窄（図10）を認め，早期であれば治療により壁の肥厚は改善される[13]．症例によっては瘢痕による気管支の狭窄，閉塞を認め，しばしば狭窄に伴った無気肺，粘液栓などを伴う（図11）．

■**鑑別診断**

●**典型例**

鑑別とし肺MAC症，肺化膿症，菌球型アスペルギルス症，多発血管炎性肉芽腫症（従来のWegener肉芽腫），サルコイドーシス，肺癌などが挙がり好発部位に周囲にコントラ

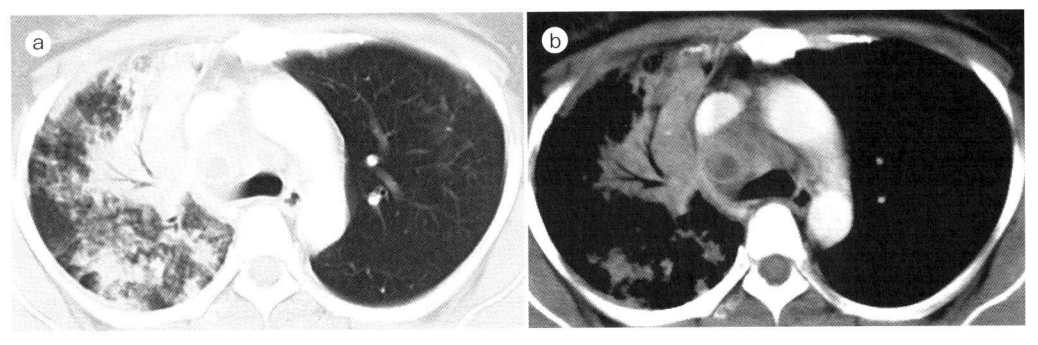

図6 30歳代，女性，結核性肺炎
a．HRCT：右葉にすりガラス状陰影および，コンソリデーション，小葉中心性の散布巣を認める。空洞は認めない。
b．造影CT（縦隔条件）：縦隔条件で気管前のリンパ節の腫大を認め内部は低吸収で周囲に造影効果を認める。

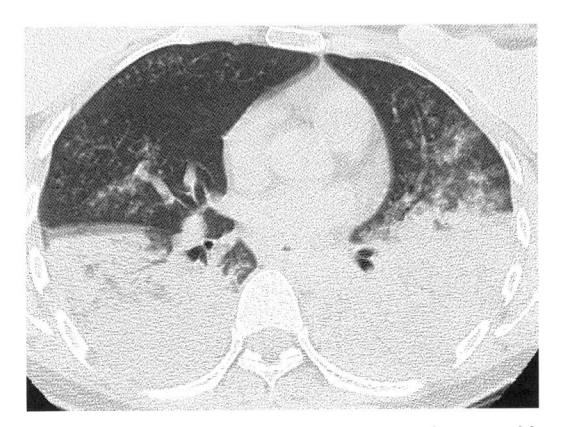

図7 30歳代，女性，HIV合併肺結核（CD4陽性リンパ球数7/μl）
HRCT：両側下葉コンソリデーションを認め内部に空洞は認めない。また，小葉中心性の散布巣，tree-in-bud lesionを認める。

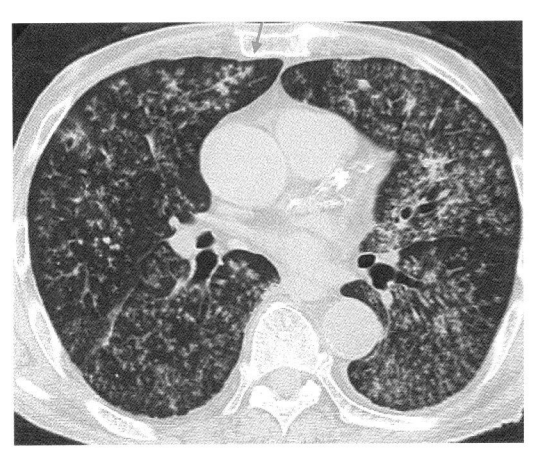

図9 80歳代，男性，慢性細葉性肺結核症（岡ⅡB）
HRCT：両側びまん性に小葉中心性の粒状影を認める。一部粒状影がブドウの房状に集簇し（→）その大きさは細葉を反映している。

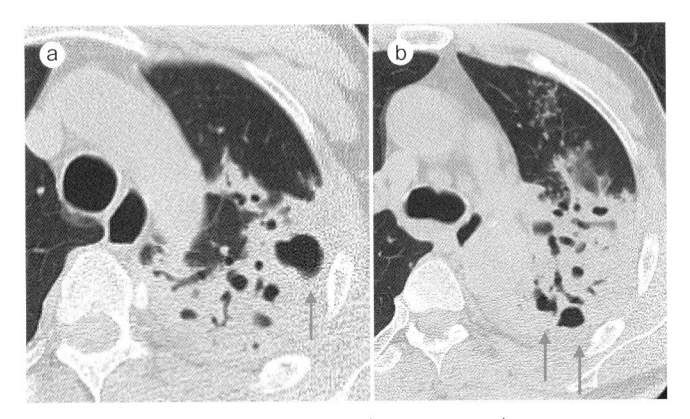

図8 40歳代，男性，DMあり（HbA1c 11.5）
HRCT：左上葉に内部に多発小空洞（→），拡張した気管支透亮像伴ったコンソリデーションを認め，周囲にコントラストが高い小葉中心性の粒状影およびtree-in-bud appearanceを認める。

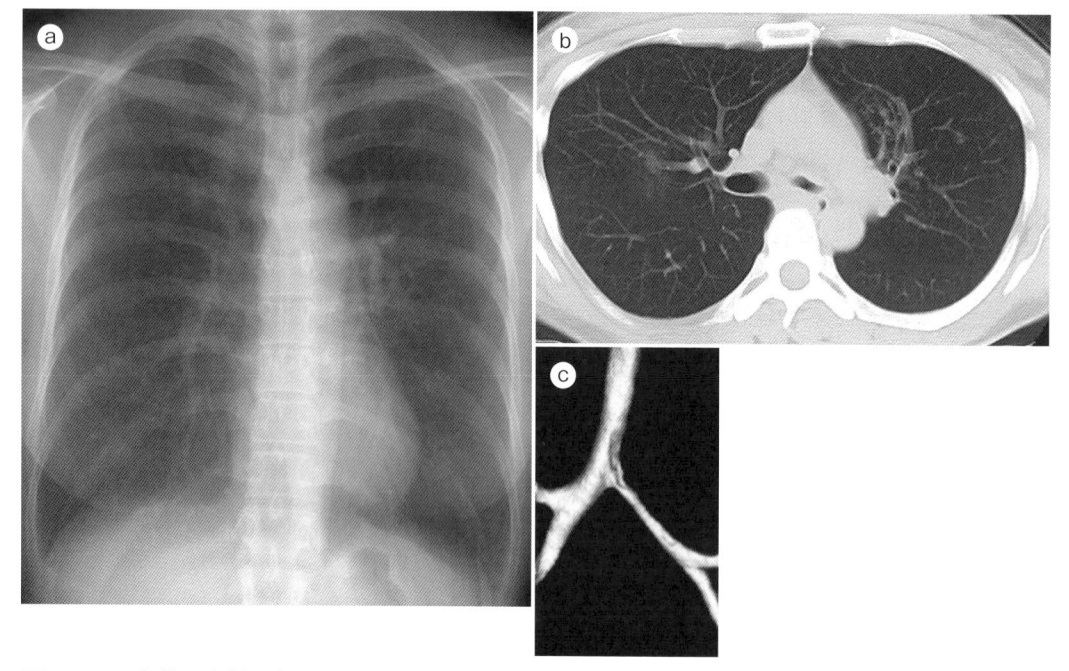

図10　30歳代，女性，気管支結核
a．胸部単純X線写真：両側上肺野，中肺野に多発結節，斑状影，粒状影を認める。左主気管支が不明瞭である。
b．CT：左主気管支の狭窄を認める。左上葉に小葉中心性の粒状影，右上葉に斑状のすりガラス影を認める。
c．3D-CT：気管遠位部から左主気管支の辺縁不整な狭窄を認める。

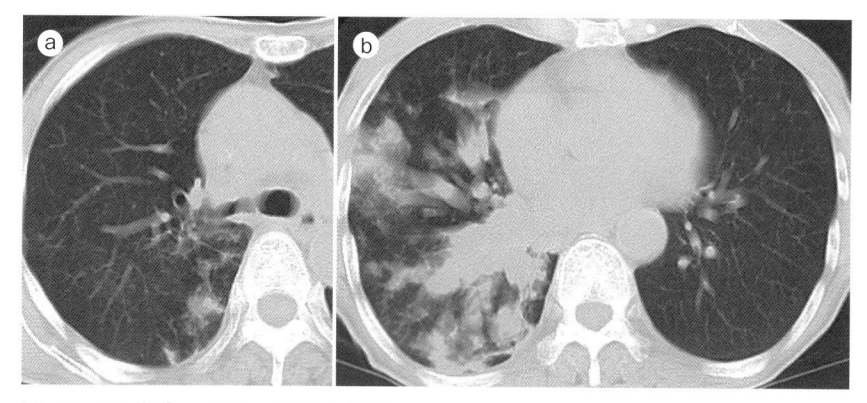

図11　70歳代，女性，気管支結核
a．HRCT：右主気管支結核による右主気管支の瘢痕狭窄を認める。
b．HRCT：中葉，下葉に粘液栓を認める。

ストの高い小葉中心性粒状影，tree-in-bud appearance，内部に空洞を伴う典型的な肺結核の画像を呈した場合はそれほど診断に難渋しないが，invasive mucinous adenocarcinoma（従来の粘液産生型細気管支肺胞上皮癌）は内部に空洞を認めることがあり，経気道性散布にした場合小葉中心性の結節を伴い結核と類似することがあるので注意が必要である（図12）。また，肺MAC症（*Mycobacterium avium intracellulare* complex）の空洞

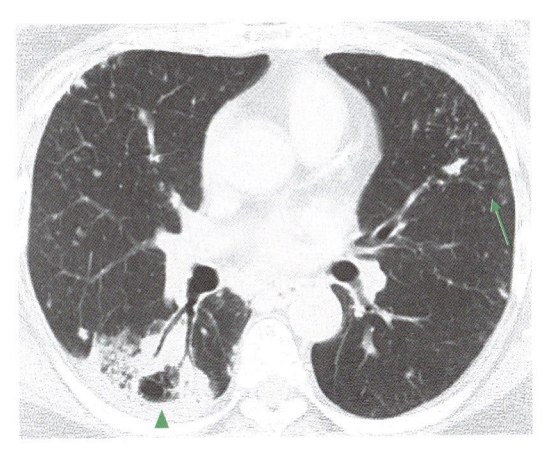

図12 60歳代，女性，invasive mucinous adenocarcinoma
HRCT：右下葉にコンソリデーションを両側に認め内部に空洞(▶)，両側に多発性に小葉中心性の結節影(→)を認め結節影は結核と比較して辺縁が滲んでいる。

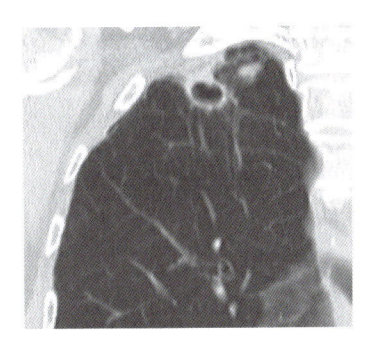

図13 70歳代，女性，MAC症
HRCT：右S¹に薄壁空洞を認め周囲に軽度散布巣および胸膜の肥厚を認める。

形成型の画像所見は，肺結核と似ており空洞は結核と比較して薄く整で周囲の散布巣が少ない傾向があるが鑑別困難なことがある(図13)。

結核腫の鑑別としてクリプトコックス症，過誤腫，肺癌が挙げられ，クリプトコックス症は90％で孤立性，多発性に結節・腫瘤を形成し tree-in-bud appearance は結核と比較して少なく部位は下葉の胸膜下に多く同一肺葉内で多発することが多い。肺野末梢に境界明瞭で辺縁平滑，内部にポップコーン状の粗大な石灰化および脂肪を伴った場合，過誤腫を疑う。扁平上皮癌，小細胞癌などの肺野型肺癌の典型的な所見は境界明瞭な結節でノッチを認める。

● バリエーション（非典型例）

好発部位とは異なる下葉の病変，非空洞形成など非典型的な病変を呈した場合，鑑別として細菌性肺炎，気管支肺炎，嚥下性肺炎(図14)，びまん性誤嚥性細気管支炎(図15)，invasive mucinous adenocarcinoma（従来の粘液産生型細気管支肺胞上皮癌）が挙げられる。特に老人の場合，嚥下性肺炎と診断されやすく粒状影の性状について注意することが重要である。少しでも肺結核を疑ったら喀痰塗抹検査を施行する。

細葉性肺結核と鑑別を要する疾患として粟粒結核(図16)，甲状腺癌，肺癌などの粟粒大の肺転移が挙げられ，ともに血行性播種によるため HRCT 上粒状影をびまん性にランダムに認める。

気管支結核との鑑別疾患として肺癌，再発性多発軟骨炎などが挙がり，肺癌と比較して気管支結核は閉塞部位が長く内腔に腫瘤を認めることは少なく，再発性軟骨炎では膜様部が spare された壁の肥厚を認めるのに対し気管支結核では全周性に壁の肥厚を認める。

おわりに

肺結核の中核となる典型的な画像所見およびそのバリエーション，鑑別疾患を解説した。肺結核は典型的な画像所見を呈する場合は診断は容易であるが，免疫低下などによる非典型的な所見を呈する場合は診断困難な場合があり，その場合 HRCT で tree-in-bud

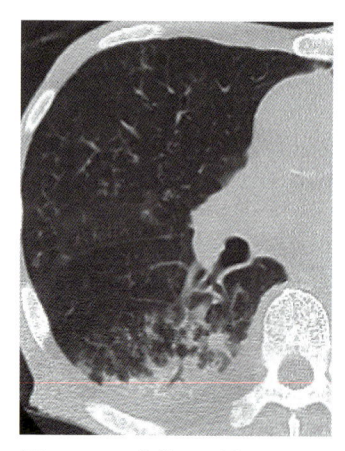

図14 80歳代，男性，嚥下性肺炎（脳梗塞後）
HRCT：中葉に辺縁が淡い小葉中心性の粒状影，右下葉に内部にエアー・ブロンコグラムを伴ったコンソリデーション，胸水を認める。

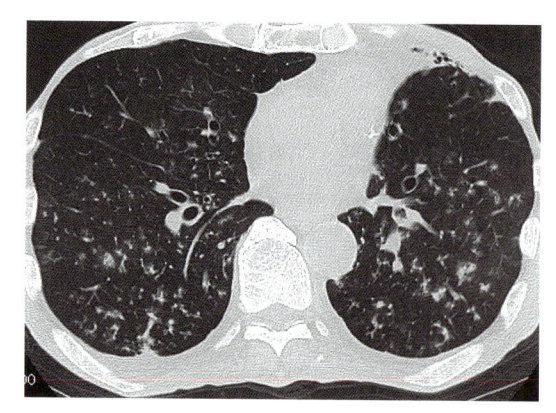

図15 70歳代，男性，びまん性誤嚥性細気管支炎（胃癌術後）
HRCT：両側に気管支の壁の肥厚および辺縁が淡い小葉中心性の粒状影を認める。舌区に内部に気管支拡張を伴ったコンソリデーションを認める。

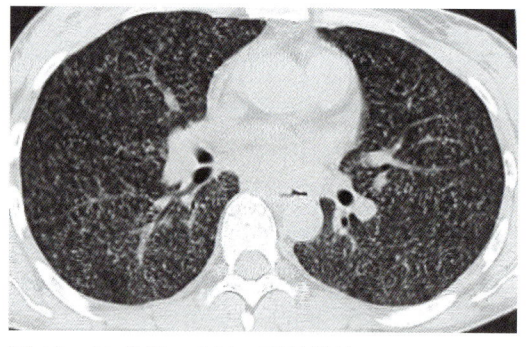

図16 30歳代，女性，粟粒結核
HRCT：びまん性にランダムにサイズが比較的揃った粒状影を認める。

appearance，コントラストの高い小葉中心性粒状影に注目して詳細な読影し，少しでも肺結核を疑ったら喀痰塗抹検査を行うことが重要である。

●**文献**
1) 平成24年結核登録者情報調査年報集計結果（概況）．厚生労働省．
2) 倉島篤行．肺結核症と免疫．画像診断 2000；20：973-82．
3) 辻村邦夫，小出幸夫．結核菌抗原認識とT細胞免疫．結核 2010；85：509-14．
4) 尾形英雄．肺結核のCT画像と病理所見．結核 2009；84：559-68．
5) 蛇沢 晶．肺結核症の病理．画像診断 2000；20：957-64．
6) 高橋雅士，井上修平．本音で語る画像による鑑別診断のコツ（第4回）．結核 vs. 一般細菌感染症の鑑別．日胸 2013；72：65-71．
7) 四元秀毅，赤川志のぶ．画像検査：結核の診断はどうするか：結核症．四元秀毅，倉島篤行，編．結核 Up to Date：結核症＋非結核性抗酸菌症＋肺アスペルギルス症，第3版．東京：南江堂，2010：30-45．
8) 倉島篤行．肺炎と間違われた結核．呼吸器内科 2013；24：62-8．
9) 結核診療ガイドライン．画像診断：結核の診断，第2版．東京：南江堂，2012：13-29．
10) 永井英明，蛇沢 晶．HIVと結核．四元秀毅，倉島篤行，編．結核 Up to Date：結核症＋非結核性抗酸菌症＋肺アスペルギルス症，第3版．東京：南江堂，2010：168-75．
11) Ikezoe J, Takeuchi N, Johkoh T, et al. CT appearance of pulmonary tuberculosis in diabetic and immunocompromised patients : comparison with patients who had no underlying disease. AJR Am J Roentgenol 1992；159：1175-9．
12) 倉島篤行．岡Ⅱb型の胸部X線写真：多彩な症例：結核症．四元秀毅，倉島篤行，編．結核 Up to Date：結核症＋非結核性抗酸菌症＋肺アスペルギルス症，第3版．東京：南江堂，2010：192-3．
13) Kim Y, Lee KS, Yoon JH, et al. Tuberculosis of the trachea and main bronchi : CT findings in 17 patients. AJR Am J Roentgenol 1997；168：1051-6．

9 結核（2）肺外結核

鈴木一廣　関谷充晃　藤井充弘　桑鶴良平　高橋和久

はじめに

　肺外結核は「肺あるいは気管支以外の臓器を主要罹患臓器とする結核症および粟粒結核」と規定されている。新規登録結核患者数はここ数年減少傾向にあるのに対して肺外結核の登録患者数はほぼ横ばいである。2011年の新規登録全結核患者数22,681人中，肺外結核は5,162人で2割以上を占めている。肺外結核の部位で最も多いのは胸膜炎で，次いで結核性リンパ節炎が多い。1998年からの経年的な傾向としては膿胸が激減しており，2006年より発生数は毎年100人未満である。粟粒結核は毎年約600人前後の発生があり，過去10年ほぼ横ばいである[1]。

　結核菌はほかの一般細菌と比較して著明な遅発育性を特徴とする細菌で，臨床的にも緩徐増殖・進行性の慢性持続炎症を来す点が特徴である。結核の感染は飛沫核感染（空気感染）で，未感染者の肺胞に到達した結核菌はマクロファージ内で増殖を開始する。細胞性免疫が成立すると結核菌の増殖は停止し，発病はいったん阻止され，初期変化群の中に封じ込められる。しかし，感染防御能が未発達な乳幼児や種々の原因による免疫能低下状態では初期変化群内での結核菌の封じ込めに失敗し，感染から連続して発病する場合があり，一次結核症を発症する。一次結核症はしばしばリンパ節腫大や胸膜炎の合併を伴い，早期に肺外結核に進展しやすい点が特徴である[2,3]。本項では肺外結核として取り扱われる粟粒結核，一次結核症としても重要な結核性リンパ節炎および結核性胸膜炎について概説し，さらに結核性胸膜炎の合併症・後遺症として重要な結核性膿胸，胸囲結核を取り上げる。

粟粒結核

　粟粒結核（miliary tuberculosis）とは結核菌が血行性に播種し，少なくとも2臓器以上に粟粒大の結核病巣がびまん性に散布しているものをいう。初感染結核に引き続きリンパ血行性に播種する早期蔓延型と初感染の後，時間が経ってから再燃し血行性に播種する晩期蔓延型に分けられる。現在は晩期蔓延型が多いと思われる。粟粒結核の発症要因は免疫能を含めた宿主防御機能の低下であり，ヒト免

9 結核（2）肺外結核

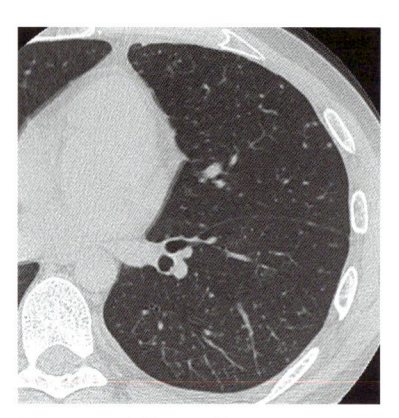

図1　30歳代，男性
胸部単純CT（肺野条件，1 mm厚）：粟粒結核の症例。粒状影が多発している。分布はランダムパターンと考えられる。

疫不全ウイルス（human immunodeficiency virus：HIV）感染や高齢者，悪性腫瘍などが挙げられる[4)5)]。

粟粒結核の画像所見の特徴はびまん性に分布する2～3 mm大の粒状影である。High resolution CT（HRCT）所見では粒状影は二次小葉と一定の関係を持たず，ランダムな分布を示す（図1）[6)]。また，粟粒結核のHRCT所見として，すりガラス状陰影を高率に伴うという報告があり，乾酪性肉芽腫や間質の肥厚・浮腫状変化に相当すると考えられている[7)]。また，粟粒結核に急性呼吸窮迫症候群（acute respiratory distress syndrome：ARDS）を合併することが報告されている[8)]。このような非典型的所見は発病から診断までの期間が長いほど出現頻度が高くなり，病状が進行するとほかの合併症によりさらに画像所見に修飾が加わることとなる（図2）。画像所見からの鑑別疾患としてはびまん性粟粒陰影を呈する疾患が主で，転移性肺腫瘍，サルコイドーシス（図3），じん肺などが挙げられる[9)]。

結核性リンパ節炎

結核性リンパ節炎（tuberculous lymphadenitis）は一次結核症として重要で，その中でも頸部リンパ節結核はその頻度が高い。感染経路としては肺病変から縦隔リンパ節を経て上行性に頸部に至るリンパ逆行性感染，肺から喀出された結核菌が口腔・咽喉頭に感染し頸部リンパ節に移行する管内性などがある。症状に乏しい無痛性の腫瘤で発見される場合が多いが，発熱・圧痛などの炎症所見を伴うこともあるため，臨床的に悪性リンパ腫や急性化膿性リンパ節炎などの他疾患が疑われる場合がある[10)]。

画像所見としては造影CTあるいはMRIで腫大したリンパ節内に内部壊死（乾酪壊死）を示唆する所見を伴うことが特徴的である（図4）[11)]。頸部リンパ節腫脹を来したリンパ腫と結核性リンパ節炎の造影CT所見を比較した検討では，結核性リンパ節炎で辺縁優位の造影効果がみられた点が特徴的であった[12)]。ただし，結核菌以外の一般細菌による急性化膿性リンパ節炎，特に扁平上皮癌をはじめとした悪性腫瘍のリンパ節転移でも同様の所見を呈し得るため，組織診断や培養検査による確定診断が行われる。

結核性胸膜炎

結核性胸膜炎（tuberculous pleurisy）は，胸水貯留を認め，かつ喀痰・胸水・胸膜の生検材料から結核菌が検出されたもの，または胸膜生検で病理組織学的に特異的肉芽腫が証明されたものである[13)]。結核性胸膜炎は結核の

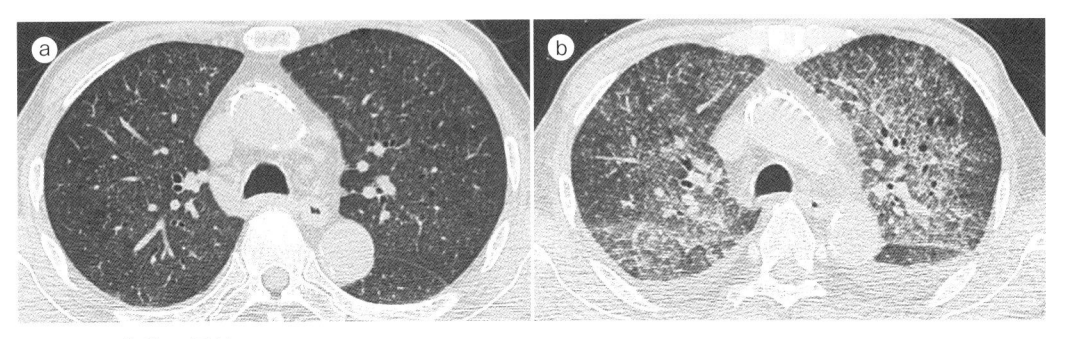

図2 80歳代，男性
　胸部単純CT（肺野条件，2mm厚）：多発粒状影（a）の精査中，約1週間の経過で両肺に広範囲に濃淡のあるすりガラス状陰影が出現した（b）。
　胃液の結核菌PCRが陽性で粟粒結核と診断した。背景に慢性腎不全（血液透析中）があり，すりガラス状陰影はARDSによる肺水腫か，心原性肺水腫かの鑑別が困難だった。

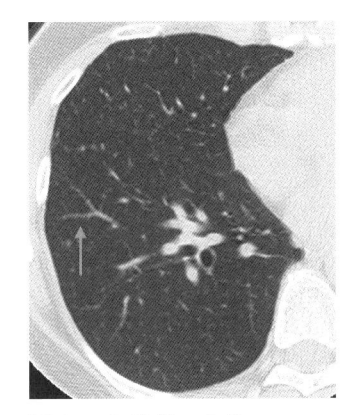

図3 50歳代，女性
　胸部単純CT（肺野条件，2mm厚）：サルコイドーシスの症例。粒状影が多発しているが，肺静脈（→）など，リンパ路に沿った分布が指摘できる。

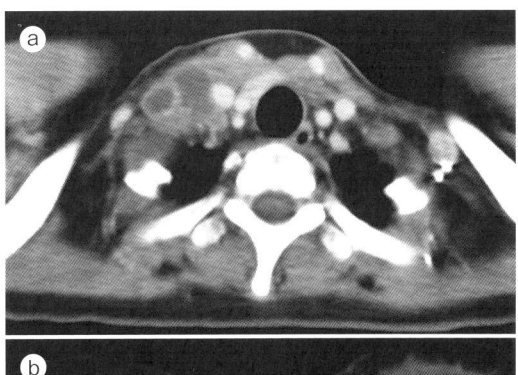

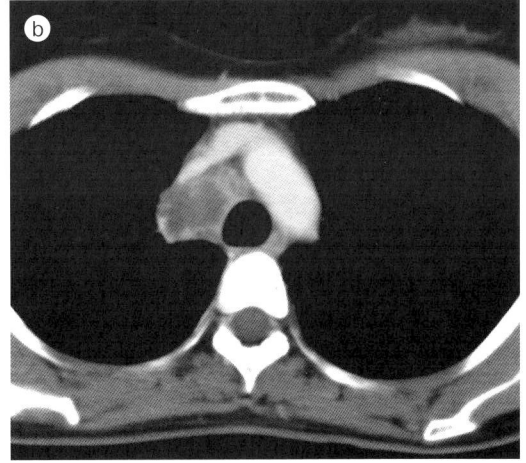

図4 30歳代，女性
　胸部造影CT（縦隔条件，5mm厚）：不明熱と頸部腫瘤の精査のために造影CTが行われた。結核性リンパ節炎に特徴的な内部低吸収のリンパ節が多数描出された。頸部リンパ節生検により結核性リンパ節炎と診断が確定された。

減少とともにその頻度は低下してきているが，胸水貯留疾患のうち約25％との報告や[14]，原因不明の胸水貯留疾患のうち約13.1％との報告もある[15]。また，肺外結核の50％以上を占め，最も頻度が高い[1]。結核性胸膜炎の発症は，肺病変から直接またはリンパ行性，血行性に進展するものと，免疫学的な機序によるものとが考えられている[16]。結核性胸膜炎では胸膜に炎症が起き，血管透過性が亢進するため，胸水が生じるのと同時に，通常では通過できない高分子蛋白，線維

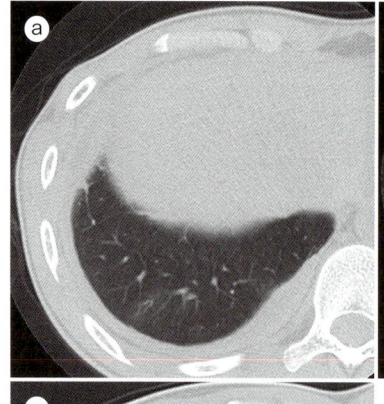

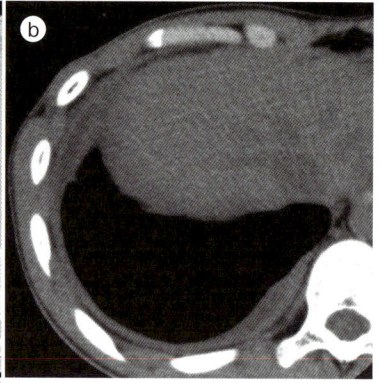

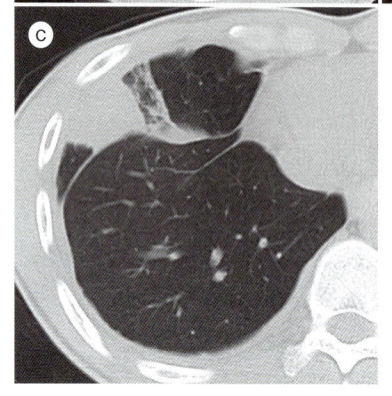

図5 20歳代，男性
a．胸部単純CT（肺野条件，3 mm厚）。
b．胸部単純CT（縦隔条件，3 mm厚）。
c．胸部単純CT（肺野条件，7 mm厚）。

右胸痛，微熱，胸水貯留あり，胸部CTで右胸水貯留と胸膜肥厚があり（a, b），胸水中のADAは著明高値であった。QFT-TB（第3世代）が陽性であったことから結核性胸膜炎と診断した。抗結核薬開始1カ月後のCTで右中葉にコンソリデーションが出現した（c）。経気管支肺生検で類上皮細胞肉芽腫の形成があり，結核の初期悪化と診断した。

が滲出し，その結果，蛋白濃度の高い滲出性胸水が発生する。また，壁側胸膜の炎症あるいは炎症後の肥厚のため吸収低下が起こることも，胸水貯留の原因となる。結核性胸膜炎は急性あるいは亜急性に発症し，特に若年健常者では発熱，胸痛，咳嗽などの症状を伴う場合が多いが，高齢者やHIV症例では症状が乏しく，亜急性あるいは慢性に進展する場合が多い。

結核性胸膜炎の画像所見は通常片側性の胸水で，胸水の量はさまざまである（図5）。胸水貯留が唯一の所見で，肺内病変がない症例の頻度は約30％[17]，胸部CTに限るとその頻度は14〜61％と報告されている[18]。

結核性胸膜炎は非特異的な画像所見を呈するため，胸水貯留を呈するさまざまな疾患が鑑別疾患となる。結核性胸膜炎と癌性胸膜炎の造影CT所見を比較した検討では，癌性胸膜炎で結節状の胸膜肥厚が有意に頻度の高い所見であった[19]。

結核性膿胸

日本結核病学会治療委員会の「結核性膿胸の取り扱いに関する見解」[20]では，結核性膿胸（tubercuous empyema）は肺結核の経過中あるいは治療中に胸腔内へ貯留した液が，肉眼的に膿性あるいは膿様性（漿膿性，血膿性）になったものとされ，貯留液中の結核菌の証明は必ずしも必要とされていない。発症から3カ月以内のものを急性膿胸，それ以上を慢性膿胸とする。結核性膿胸はその発生原因から原発性膿胸と術後性膿胸に分けられる。原

発性膿胸は肺結核病巣の胸膜進展や胸膜先行によるもの，結核性胸膜炎からの移行，人工気胸後の遺残腔より発症するものが含まれる．術後性膿胸は肺結核に対する肺切除，胸郭成形術，骨膜外充填術などの外科治療の術後合併症として生じる続発性膿胸である．急性膿胸では全身症状が強く，高熱，呼吸困難，体重減少，胸痛などを来すが，慢性膿胸ではしばしば無症状で，肺結核病変の再燃や瘻孔形成により顕在化することがある．

急性膿胸は病理学的病期での滲出期と線維素膿性期の一部にあたり，画像所見もそれに準じて胸水貯留や胸膜肥厚がみられ，滲出期では萎縮肺は再膨張しやすい．慢性膿胸は線維素膿性期と器質化期に相当し，胸膜は線維性に肥厚し，画像では胸膜の肥厚と石灰化を伴う胸水貯留がみられる．器質化期では萎縮肺は固定化するため，自然経過では再膨張しない[21]．

慢性膿胸に合併する悪性腫瘍としては悪性リンパ腫（膿胸関連リンパ腫）の頻度が高く，よく知られている[21]．膿胸関連リンパ腫は20年以上経過する慢性膿胸の膿胸壁に好発し，人工気胸術の施行が発症の危険因子とされている．また，本症の発生にはEpstein-Barr virus（EBV）の関与が指摘されており，病理学的にはびまん性B大細胞型リンパ腫がほとんどである．本症は本邦からの報告がほとんどで，結核罹患率が高かったことや人工気胸術などの治療が多く施行されたことに起因すると推測される．画像所見は既存の膿胸腔に接する腫瘤として発見され，胸壁，肋骨，肺実質，腹部などの周囲組織に浸潤する傾向もみられる（図6）．

画像上，石灰化や胸水貯留を伴った胸膜肥厚を来す疾患が鑑別疾患に挙げられる．胸膜

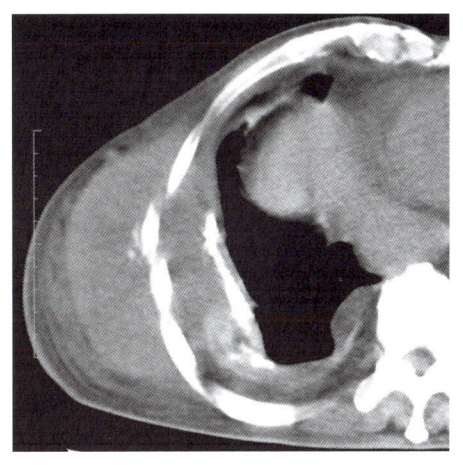

図6　70歳代，男性
　胸部単純CT（縦隔条件，10 mm厚）：膿胸関連リンパ腫の症例．慢性膿胸による石灰化を伴った胸膜肥厚や液体貯留のほかに，側方の胸壁に浸潤する軟部組織濃度腫瘤がある．
（帝京大学附属溝口病院放射線科・南部敦史准教授のご厚意による）

プラーク，びまん性胸膜肥厚，良性石綿胸水，など，アスベスト曝露に関連した疾患が同様の所見を呈する場合があり，詳細な問診が重要である．

胸囲結核

胸囲結核（pericostal tuberculosis）は胸壁軟部組織内の結核病変で，冷膿瘍を形成するものである．これまで胸壁冷膿瘍，結核性胸壁膿瘍，肋骨周囲膿瘍などとさまざまな名称で呼ばれてきたが，今日では胸囲結核の呼称でほぼ統一されている[22]．かつて胸囲結核に含めて検討されてきた肋骨カリエスは，肋骨に原発する結核性骨髄炎であり，胸囲結核とは区別するべきものである．発生機序としては，結核性胸膜炎による胸膜の癒着・肥厚によりリンパ管が新生し，胸腔内の結核菌がリンパ行性に胸壁軟部組織に到達するリンパ行

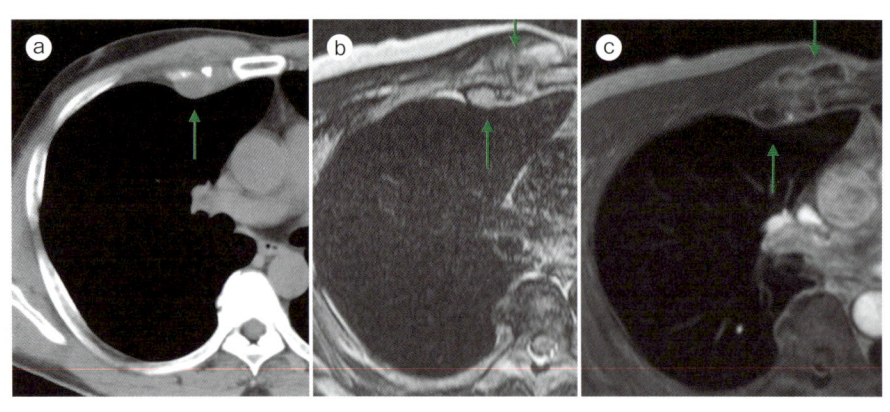

図7 50歳代，男性
a．胸部単純CT(縦隔条件，10 mm厚)。
b．胸部MRI T2強調像(軸位断，5 mm厚)。
c．胸部MRI造影後脂肪抑制T1強調像(軸位断，7 mm厚)。
　胸囲結核の症例。胸部単純CTで前胸壁の背面に筋よりも少し吸収値の低い腫瘤がある。肺外腫瘤を考える形態である(a)。MRIでは肋骨を挟むように病変は存在し，T2強調像で不均一な高吸収で(b)，造影MRIでは辺縁を縁取るような造影効果がみられる(c)。
(東邦大学医療センター放射線科・白神伸之准教授，順天堂大学医学部放射線診断学講座・堀正明准教授のご厚意による)

性感染が主体と考えられている。発生部位が前胸部では前肋間リンパ節，背部では側肋間リンパ節にほぼ一致している点が，リンパ行性感染を支持する所見である。幅広い年齢に発生するが，高齢化を指摘する報告もある[23]。

胸囲結核の画像所見は，造影CTで乾酪壊死を反映して中心部が低吸収を示す胸壁軟部組織の膿瘍として描出される(図7)。肋骨破壊像を伴うこともある[11)23]。しかし，これらの所見は一般細菌による膿瘍や悪性腫瘍の胸壁転移でも起こり得る所見である。FDG-PET/CTで強い集積を伴った胸囲結核が報告されており[24]，胸囲結核の診断には画像のみでなく，培養検査や病理学的所見による結核菌の検索が必要で，画像検査は病変の広がりの評価に有用である。また，胸囲結核10例を検討した報告では10例中6例に肺内に結核の既往を推測させる所見がみられ，これも鑑別に有用な所見と考えられる。

おわりに

HIV感染や悪性腫瘍の抗癌薬治療などによる免疫低下患者の増加とともに，超高齢化社会を迎えたわが国では粟粒結核は今後も注意すべき疾患の一つである。また，本項では誌面の都合で触れることができないが，肺外結核はほかに中枢神経系(結核性髄膜炎，脳結核)，筋骨格系結核(脊椎カリエス，骨関節結核)，消化管結核(腸結核，肝結核)などがあり，結核菌は多彩な臓器に病変を形成する。原因不明の炎症性疾患や腫瘤性病変をみた場合には肺外結核も鑑別疾患として留意する必要がある。本項が肺外結核の認識と理解の一助になれば幸いである。

●文献
1) 結核予防会結核研究所疫学情報センター．(http://www.jata.or.jp/rit/ekigaku/)
2) 光山正雄．結核菌の基礎．泉　孝英，冨岡洋海，編．

結核，第4版．東京：医学書院，2006：3-17．
3) 鈴木克洋．結核の感染と発病．泉　孝英，冨岡洋海，編．結核，第4版．東京：医学書院，2006：18-25．
4) 加治木章．粟粒結核．泉　孝英，冨岡洋海，編．結核，第4版．東京：医学書院，2006：254-61．
5) 永井英明．肺外結核はどう診断し，どう治療するか　A 粟粒結核．四元秀毅，倉島篤行，編．結核 Up to Date, 改訂第2版．東京：南江堂，2005：150-5．
6) Oh YW, Kim YH, Lee NJ, et al. High-resolution CT appearance of miliary tuberculosis. J Comput Assist Tomogr 1994；18：862-6.
7) Hong SH, Im JG, Lee JS, et al. High resolution CT findings of miliary tuberculosis. J Comput Assist Tomogr 1998；22：220-4.
8) Piqueras AR, Marruecos L, Artigas A, et al. Miliary tuberculosis and adult respiratory distress syndrome. Intensive Care Med 1987；13：175-82.
9) McGuinness G, Naidich DP, Jagirdar J, et al. High resolution CT findings in miliary lung disease. J Comput Assist Tomogr 1992；16：384-90.
10) 福田多介彦．結核性リンパ節炎．泉　孝英，冨岡洋海，編．結核，第4版．東京：医学書院，2006：251-3．
11) Engin G, Acuna B, Acuna G, et al. Imaging of extrapulmonary tuberculosis. Radiographics 2000；20：471-88.
12) Chen J, Yang ZG, Shao H, et al. Differentiation of tuberculosis from lymphomas in neck lymph nodes with multidetector-row computed tomography. Int J Tuberc Lung Dis 2012；16：1686-91.
13) 村松秀晃，三木　誠．第86回総会ミニシンポジウム I．結核性胸膜炎．結核 2011；86：959-70．
14) Valdés L, Alvarez D, Valle JM, et al. The etiology of pleural effusions in an area with high incidence of tuberculosis. Chest 1996；109：158-62.
15) 石井芳樹．局所麻酔下胸腔鏡検査：手技の実際．気管支学 2002；24：557-63．
16) 石井芳樹．結核性胸膜炎．泉　孝英，冨岡洋海，編．結核，第4版．東京：医学書院，2006：229-33．
17) American Thoracic Society. Diagnostic standards and classification of tuberculosis in adults and children. Am J Respir Crit Care Med 2000；161：1376-95.
18) 三木　誠．胸膜結核診断ガイドラインの提案．結核 2008；83：741-6．
19) Kim JS, Shim SS, Kim Y, et al. Chest CT findings of pleural tuberculosis：differential diagnosis of pleural tuberculosis and malignant pleural dissemination. Acta Radiologica 2013；published online.
20) 日本結核病学会治療委員会．結核性膿胸の取り扱いに関する見解．結核 1975；50：215-9．
21) 青木　稔．結核性膿胸．泉　孝英，冨岡洋海，編．結核，第4版．東京：医学書院，2006：234-45．
22) 春名　茜，冨岡洋海．胸囲結核．泉　孝英，冨岡洋海，編．結核，第4版．東京：医学書院，2006：246-7．
23) 渡邉幹夫，大坂喜彦．結核性胸壁膿瘍10例の検討．日呼外会誌 1999；13：10-4．
24) Fujii M, Iwakami S, Itoigawa Y, et al. Interesting radiological images of a tuberculous abscess. Intern Med 2014；53：1097-8.

10 非結核性抗酸菌症
肺MAC症について

氏田万寿夫　山口美沙子　佐藤英夫

はじめに

　近年，非結核性抗酸菌（nontuberculous mycobacteria：NTM）による肺感染症は増加傾向である。2014年に実施された厚生労働省阿戸班による全国疫学調査（回答病院数551，回収率62.3％）では，肺NTM症の推定罹患率は人口10万人あたり14.7という結果であった[1]。2007年の調査では5.7であり，最近のNTM症罹患率の増加は数字のうえでも顕著であることがわかる。NTMの中でも，中高年女性に好発し，中葉や舌区の小結節と気管支拡張を特徴とする*Mycobacterium avium complex*（MAC）症の増加が目立つ。2014年調査ではNTM症のうちMAC症が88.8％と大多数を占めた[1]。MACをはじめとする非結核性抗酸菌は，土壌や湖沼などの自然環境，水道水や浴室などの生活環境に棲息する弱毒菌であるが，このような微生物が，なぜ特定の健常人に感染症を発症するのか，いまだ不明である。結核と異なり，ヒトからヒトへの感染は否定されているが，MACやほかの多くのNTMは抗菌薬に耐性を示し，確立した治療法はなく難治性であり，MAC症による死亡者数は増加の一途である。

　NTM症のうち最も頻度が高く重要なMACによる慢性肺感染症は，結節・気管支拡張型と線維空洞型の2つに大別される。本項では，この2つの病型を中心にその画像所見について述べる。MAC症の特殊な病型やその他のNTM症の画像に関しては，成書[2]を参照されたい。

結節・気管支拡張型（中葉舌区型）
nodular bronchiectatic form

　画像上，末梢肺の小結節と気管支拡張を特徴とするMAC症である。1980年に下出は，これを中葉舌区型，慢性気管支炎型，気管支拡張型と名付けた[3]。当時のNTM症患者の多くは，慢性閉塞性肺疾患やじん肺などの基礎疾患を有する高齢男性で，その主なX線像は肺結核に類似した上葉の多発空洞，斑状影や気道散布像であり[4,5]，下出の報告では，このタイプはMAC症の16.2％（39/240例）を占めるに過ぎなかった[3]。しかし現在，MAC症のおよそ8～9割はこの病型であり，近年のNTM症の増加の最大の原因である。

■**なぜ中高年女性に好発するのか？**

　結節・気管支拡張型MAC症は，生来健康な中高年の女性に圧倒的に多くみられる。前出の下出の報告でもこの病型の84％は女性であった[3]。MACは温水を好み，塩素消毒に抵抗性で，風呂釜（特に24時間風呂），排水口やシャワーヘッドなど家庭の水回りに常在する。温水を使用する家庭が増えてきたことに加え，女性のほうが家事を担うことが多いため，MACを吸入する頻度が高いことが女性に多い理由かもしれない。ガーデニングなどでの土いじりも，中高年女性のMAC症の成因に関与しているであろう。

■**発症機序**

　MACによる肺感染症の成立機序に関して，免疫能正常で気管支拡張など既存肺病変を欠く患者に病巣を形成する「一次感染型」と，先行する気管支拡張や線維嚢胞性病巣などに定着した菌により続発性に病変が形成されるとする「二次感染型」がある。時に，二次感染型と考えられる症例に遭遇することもあるが，増加傾向を示す中高年女性のMAC症の多くは一次感染型である。感染初期に経気道的に肺へ到達した菌は，まず終末〜呼吸細気管支や周囲肺胞領域に乾酪性あるいは非乾酪性肉芽腫を形成し，細気管支内の乾酪物質充填や肉芽腫による閉塞を伴うこともある[6]。炎症は気管支粘膜下のリンパ路に沿って中枢側へ緩徐に進行し，軟骨や平滑筋，弾性線維の破壊により気管支拡張を来し，咳嗽，喀痰や血痰の原因となる[6〜8]。

■**なぜ中葉を好むのか？**

　上記の病理組織学的変化は中葉と舌区に親和性が高く，大多数の患者で中葉または舌区に病変が認められる。中葉に好発する理由の1つに挙げられるのは，その解剖学的特異性である。中葉気管支は中間気管支幹から鋭角に分岐し，比較的長く細く，気管支周囲リンパ節の炎症性腫大により容易に圧排狭窄を来す。また中葉は，分葉によって近接肺から独立し換気側副路が欠如しているため，肺内に分泌物が貯留しやすく容易に虚脱しやすい。中葉，特に心臓と前胸壁とが接するS^5先端部は気道クリアランスが損なわれやすく，慢性炎症性虚脱を招きやすいといえる。両側S^5の先端部での線維性の肺胞虚脱や細気管支炎などの非特異的病変は，病理組織学的にもCT上も，中高年女性に多く観察される[6]。さらに，女性のMAC症は，長身，痩せ型の患者に有意に多く，側弯や漏斗胸の患者に多くみられるとされ[9]，胸郭の変形は中葉の解剖学的形態に影響し得る。このような形態的特徴が中葉のドレナージ機能低下をもたらし，その結果MAC感染の温床となるという推論は成り立つのではないだろうか。

■**画像所見**

　先に述べたMAC感染による病理組織学的変化と中葉舌区に好発する点を反映し，胸部単純X線写真正面像では，中下肺野の線状索状影や小結節影の集簇を呈し，肺血管影や心縁の不鮮明化を伴う（**図1a**）。中葉舌区の気管支は前後方向に走行するため，容積減少を伴う気管支拡張は，X線が気管支の走行に対し接線方向に入射する側面像のほうが認識しやすい（**図1b**）。中葉舌区以外に，右上葉S^2やS^3末梢の病巣が小結節影や索状影として同時に認められることも多いが，二次結核の好発部位である肺尖に病変を認める頻度は低い[10]。

　CT（high-resolution CT：HRCT）では，同

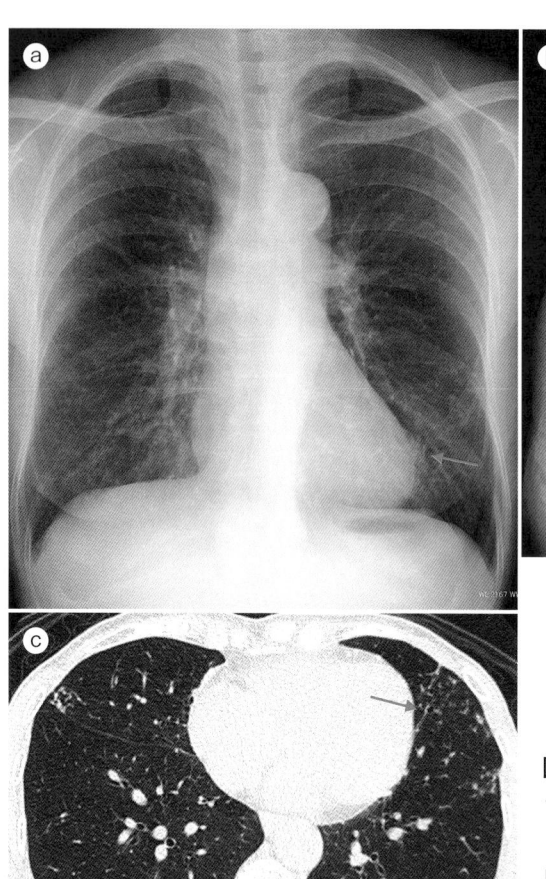

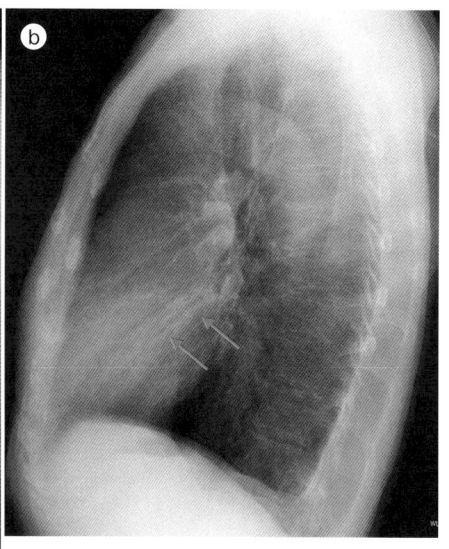

10 非結核性抗酸菌症―肺 MAC 症について

図1 肺 MAC 症,68 歳女性
a. 胸部単純 X 線写真正面像:左下肺野に粒状影や線状影がみられ,左心縁は一部で不鮮明化している(→)。
b. 側面像:心陰影に重なり索状影がみられ,気管支拡張が疑われる(→)。
c. HRCT:中葉と舌区,左下葉 S⁸ 末梢の小葉中心性粒状影や軽度の気管支拡張(→)が認められる。

一肺区域での小結節と気管支の拡張や壁肥厚,虚脱肺の混在が認められる(図1c)。結節は,肺結核と同様に境界明瞭でコントラストが高く,多くは 5 mm 以下の小結節である。10 mm を超える結節や短期間で増大する結節では合併し得る腫瘍性疾患も考慮すべきである[11]。HRCT では,小結節は小葉中心性分布を示し Y 字・V 字形の細やかな陰影(tree-in-bud pattern)を認めることもある(図2)。末梢肺の小結節や気管支拡張が中葉舌区を中心に 4 肺葉以上でみられる場合,MAC 症である可能性が極めて高い[12)13)]。二次小葉大あるいはさらに広範囲のコンソリデーションを

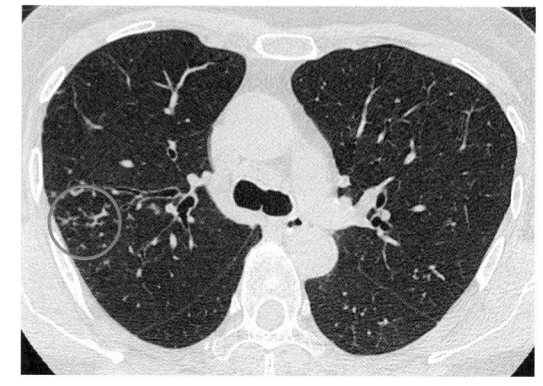

図2 肺 MAC 症,62 歳女性:tree-in-bud appearance
HRCT:右 S² の軽度の気管支拡張と末梢肺の小葉中心性粒状影や細やかな分岐状影がみられる(○印)。

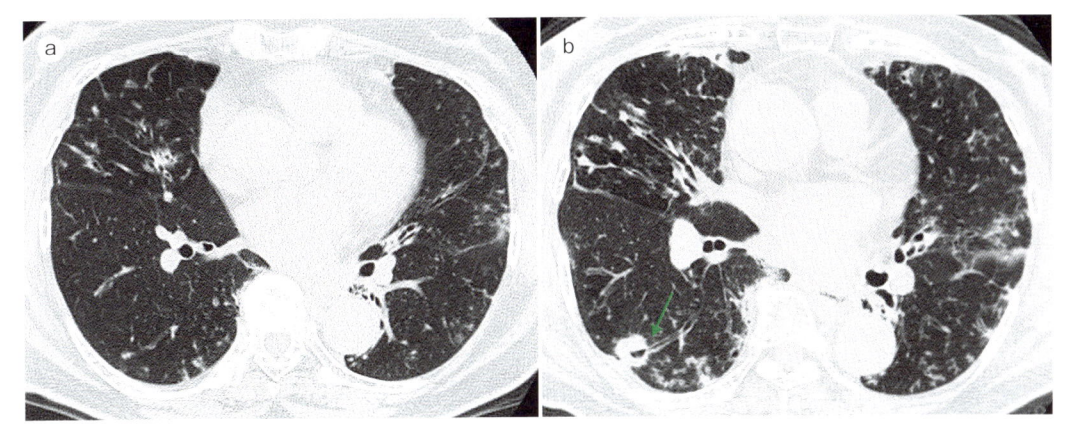

図3 肺MAC症，73歳女性
a．HRCTで中葉舌区と両側下葉の末梢に小葉中心性粒状影や軽度の気管支拡張，壁肥厚を認める。
b．7年後（80歳）。気管支拡張の程度や範囲は増悪し，粒状影も増加している。右下葉末梢に空洞化結節が出現し，末梢気管支との交通もみられる（→）。

認めることがあるが，結核に比してまれな所見である。結節・気管支拡張型MAC症の初回あるいは経過のCTでみられるコンソリデーションは，MACよりも緑膿菌などのほかの微生物による感染の合併のことが多いとする報告もある[14]。

本病型のMAC症の進行は概して緩徐である。経時的に結節や小葉中心性粒状影は消退することもあるが，気管支拡張，胸膜肥厚や虚脱肺は非可逆性，進行性である（図3）。無治療のMAC症患者265名を平均32カ月間経過観察した検討では，約半数（48％）がCT所見あるいは症状の増悪を認め，化学療法が必要となり，また，増悪を示した患者の初回CT所見は，空洞またはコンソリデーションが有意に多かった[15]。結節・気管支拡張型MAC症には，病巣が比較的限局性で長期間変化のない症例もあるが，無治療では病変は年単位に拡大し，最終的に空洞形成にいたる。

■鑑別診断

CT上，末梢肺の小結節，小葉（細葉）中心性粒状影や分岐状影を示し，結節・気管支拡

表 結節・気管支拡張型MAC症と鑑別を要する疾患

- 結核
- マイコプラズマ肺炎
- 一般細菌による細気管支炎
- びまん性汎細気管支炎
- びまん性嚥下性細気管支炎
- 気管支拡張症
- 膠原病：関節リウマチ，シェーグレン症候群
- HTLV-1関連気管支肺病変

HTLV-1：human T-cell leukemia virus type 1.

張型MAC症と鑑別を要する疾患を表に掲げた。

肺結核の初期病変は，肺胞管や呼吸細気管支領域から経気道的に細葉を拡がるため，肺野末梢のコントラストの高い結節や粒状影，tree-in-bud appearanceを呈し，局所においてはMAC症と同様のCT所見を呈する。結核では中葉舌区よりも肺尖や上肺野背側優位に病巣を形成すること，気管支拡張の頻度はMAC症に比べ低いこと，結節が癒合傾向を示すことなどがMAC症との鑑別点となる。

結核以外の感染症では，肺炎マイコプラズマや一般細菌，好中球減少症ではアスペルギルスによる感染症で小葉中心性粒状影や区域

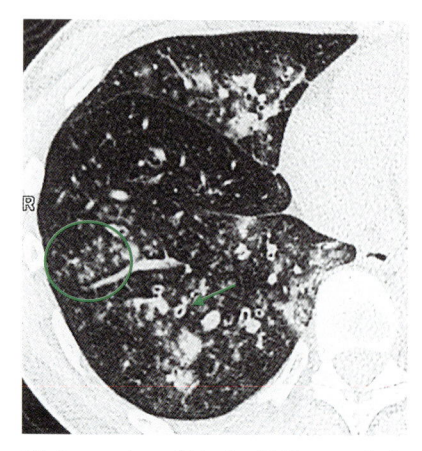

図4 マイコプラズマ肺炎，36歳女性
HRCT：小葉中心性粒状影はMAC症と比べ辺縁が淡く不鮮明であり（○印），比較的中枢の気管支壁の肥厚もみられる（→）。

性の小結節など細気管支炎所見がみられる。マイコプラズマ肺炎やインフルエンザ菌などの細菌感染でみられる粒状影は，MAC症や結核に比べ辺縁が淡く，また，マイコプラズマ肺炎では比較的中枢側の気管支壁肥厚がみられる点が特徴であり，MAC症との鑑別点である（図4）。気管支拡張を認める頻度は低い。

びまん性汎細気管支炎（diffuse panbronchiolitis：DPB）の特徴的なCT所見は，小葉中心性粒状影や分岐状影，tree-in-bud appearanceである。DPBでは病変の進行とともに中枢気道の拡張や壁肥厚もみられ，air-trappingにより過膨張を示し，MAC症と類似の所見をとり得る。画像上の鑑別のポイントは，これらの気道病変は肺底優位に均一かつ比較的広範囲にみられる点である。小葉中心性粒状影が整然と配列している所見は，dyskinetic cilia syndrome（線毛機能不全症候群）などの先天性疾患においてもMAC症との鑑別のポイントとなる。

線維空洞型（結核類似型）
fibrocavitary form

肺結核類似の上葉の空洞を主病変とする病型である。かつては男性喫煙者の陳旧性肺結核や肺気腫など既存肺疾患を背景として発症する例が多かったが，近年では，生来健康で既存肺疾患のない患者が増加している。空洞は，結核と同様に内腔面への薬剤到達低下や好気的環境による菌量の増加をもたらし，周囲肺への散布源となる。線維空洞型MAC症の中には，化学療法にもかかわらず排菌が持続し，画像上空洞の拡大，融合が月単位に進行する極めて難治性の症例も認められる（図5）。

特徴的画像所見は上葉の空洞である。ただし，空洞の好発部位は，倉島らによると二次結核における好発部位である肺尖部（右S^1と左$S^{1+2a,b}$）やS^6には少なく，右S^2または左S^{1+2c}に最も多く，次いでS^3，S^9，S^{10}に多い[16]。また，結核に比して空洞壁は薄く，空洞周囲の気道散布巣が乏しい傾向がある[17]（図6）。さらに，CTでは空洞に開口する軽度の壁肥厚を伴う拡張気管支（opening drainage bronchus）がしばしば観察される（図6c）。これはMAC症での空洞が，気管支壁およびその周囲の肉芽腫性炎症から始まり，高度な炎症を伴う気管支拡張を経て形成される機序を示唆するものである[18]（図7）。

肺結核に類似した散布性病巣を伴う上葉の空洞を呈するMAC症においても，中葉や舌区に少なからず気管支拡張や小結節を認めることがあり，結核との鑑別に有用な所見である（図8）。これらのことは，下出が述べているように，MAC症進展形式が，「中葉舌区から肺尖方向」である可能性を示唆しており二

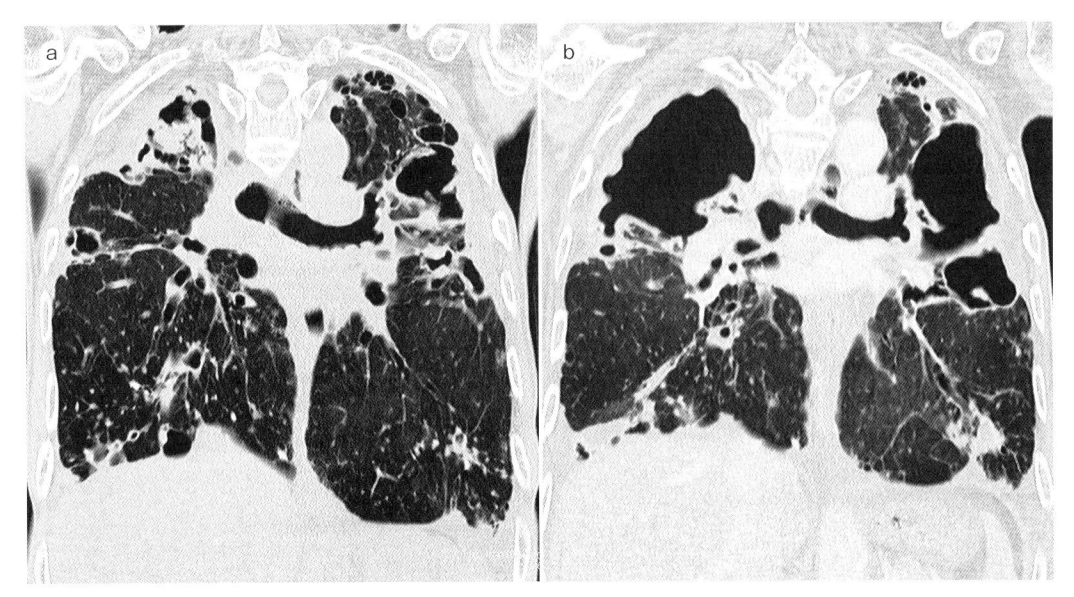

図5 肺MAC症，64歳女性
　基礎疾患なく，喫煙，粉塵吸入歴なし．60歳時にMAC症と診断．その間，微熱，咳嗽，喀痰が持続し，20kg近い体重減少を認めた．
a．胸部CT（冠状断再構成）：広汎かつ高度な気管支拡張や空洞が上葉優位に認められる．
b．わずか3カ月で空洞の拡大や肺の破壊が上葉を中心に進行している．

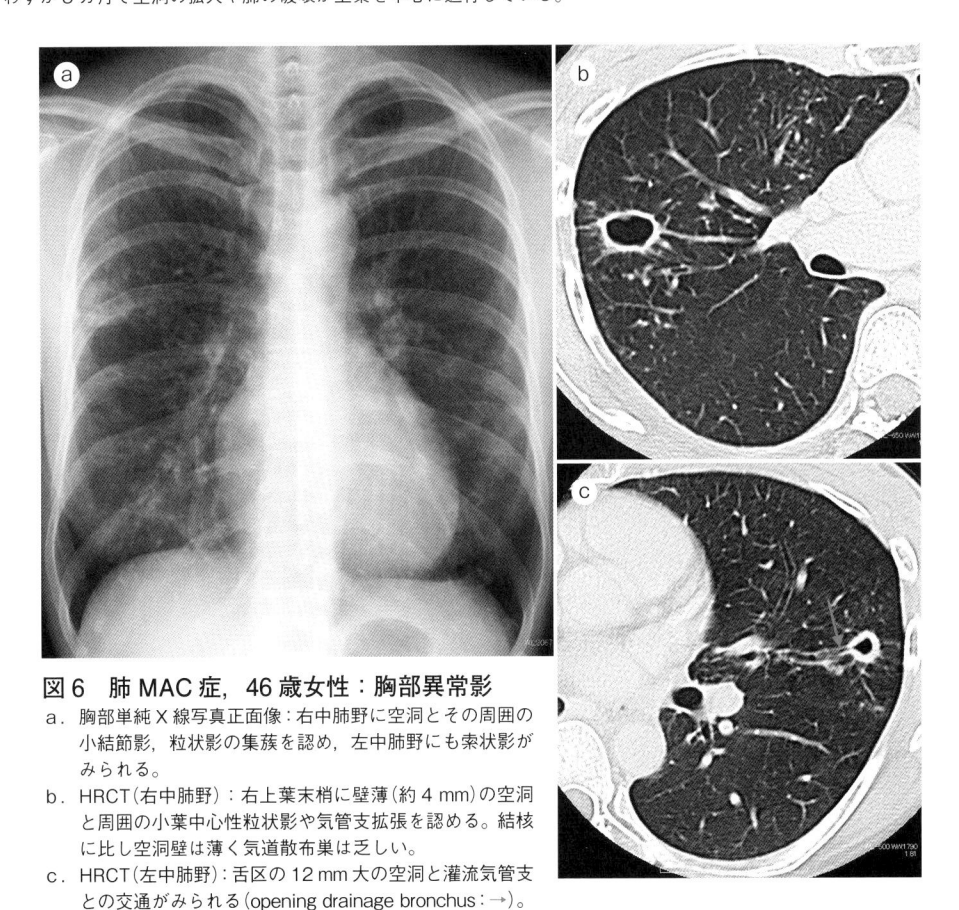

図6 肺MAC症，46歳女性：胸部異常影
a．胸部単純X線写真正面像：右中肺野に空洞とその周囲の小結節影，粒状影の集簇を認め，左中肺野にも索状影がみられる．
b．HRCT（右中肺野）：右上葉末梢に壁薄（約4mm）の空洞と周囲の小葉中心性粒状影や気管支拡張を認める．結核に比し空洞壁は薄く気道散布巣は乏しい．
c．HRCT（左中肺野）：舌区の12mm大の空洞と灌流気管支との交通がみられる（opening drainage bronchus：→）．

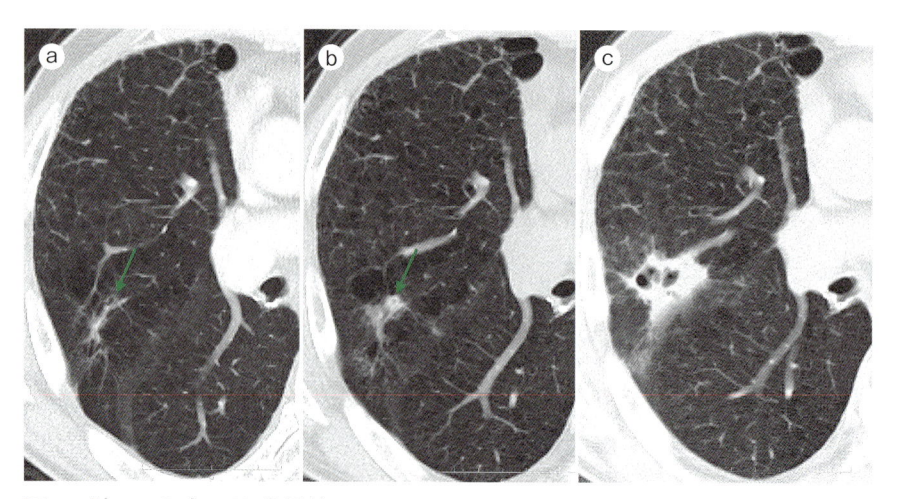

図7 肺MAC症，68歳男性
CT（肺野条件5mm厚）。
a．右上葉の末梢気管支壁はごくわずかに肥厚している（→）。
b．7カ月後。気管支壁肥厚は顕著となっている（→）。
c．bの3カ月後。同部位に空洞が形成されている。

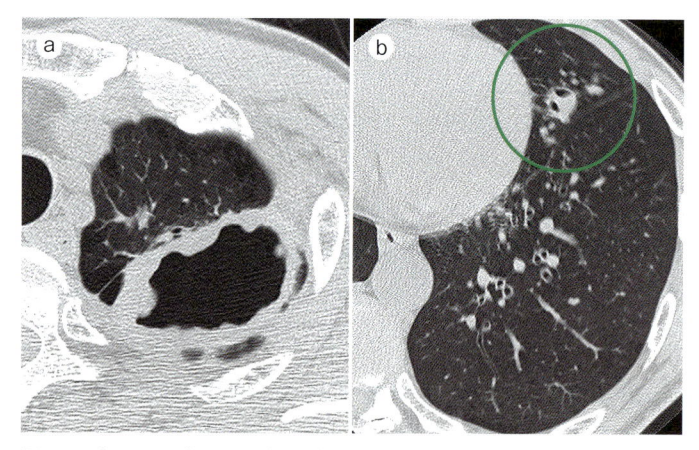

図8 肺MAC症，59歳男性
a．HRCT：左肺尖に比較的大きく壁の厚い空洞を認める。周囲の散布巣は乏しい。
b．HRCT：舌区末梢に気管支拡張や粘液栓がみられる（○印）。

次結核における肺尖の初発病巣から尾側方向への進展形式とは対称的である[3]。

MAC症と気胸・胸膜炎

肺MAC症における気胸や胸膜炎などの合併症は，肺結核に比してまれな病態とみなされてきたが，近年，臨床例の報告が増加している。その背景として，新規患者および長期の罹患患者数の増加が推測される。その頻度は，最近の多数例での検討によれば，気胸が2.4%（18/746名）[19]，胸膜炎は3.4%（9/268名）[20]と報告されている。気胸や胸膜炎を併

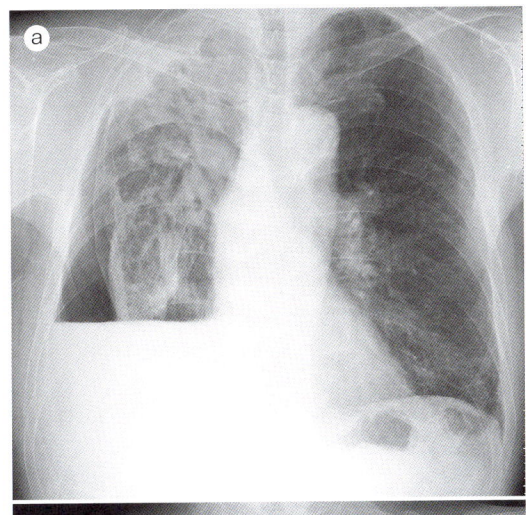

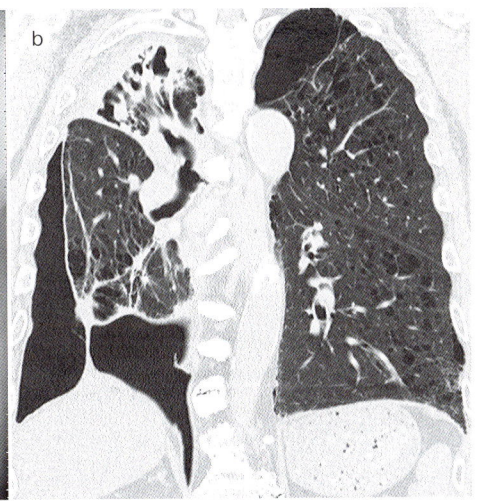

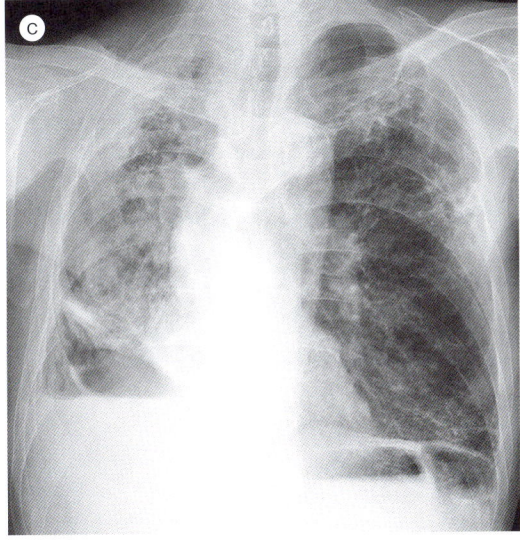

図9 肺MAC症，69歳男性
　喫煙15本/日を50年。基礎疾患に糖尿病。呼吸困難を訴え受診。喀痰，胸水より M. avium が検出された。
a．胸部単純X線写真：中等度の右気胸と大量の胸水を認める。
b．胸部CT（冠状断再構成）：癒着を伴う右気胸と右上葉の気管支拡張や空洞病変を認める。両肺に肺気腫も認められる。
c．4年後（73歳）。右気胸は遷延し，胸膜肥厚と右肺容積減少が進行している。左肺にも異常影が認められる。経過中，咳嗽，喀痰などの呼吸器症状や食思不振が持続し，この2カ月後に死亡した。

発する肺MAC症の患者像は，一般的なMAC症と異なり男性に多く，それを反映してか喫煙歴を有するものが多い。肺病変は，大多数が両側性かつ広範囲で，空洞を有し肺の破壊が顕著な患者であり，胸膜直下の空洞や進行したMAC症による線維囊胞性病変の破裂がその主な要因と考えられる[19)20)]。

　気胸や膿胸を併発すると，治療は長期化し内科的なドレナージでは治癒し難く，外科的治療を要する症例も多い。しかし，外科治療後の再発例も多く，時にアスペルギルスの混合感染もみられ，衰弱と呼吸不全が徐々に進行し，生命予後不良な病態である（図9）。

おわりに

　中高年女性の肺MAC症は世界的にも増加傾向である。中でも，検診やCTが普及しているわが国の罹患率は高く，有病率はさらに

増え続けるであろう．MAC症の進行は概して緩徐であるが，非可逆性・難治性の肺感染症であり，やや急速に肺の破壊が進行する症例や死亡例もまれではない．画像は，肺MAC症の診断の端緒となることも少なくないため，早期診断に重要であるが，今後，有効な治療開始の決定に際して画像診断が寄与できないか，と思い巡らせる今日である．

●文献

1) 倉島篤行, 南宮 湖. 厚生労働省研究班の疫学調査から. 特集：非結核性抗酸菌症の今. 日胸 2015；74：1052-63.
2) 倉島篤行, 小川賢二, 編. 肺MAC症臨床 Up to Date：非結核性抗酸菌症のすべて. 東京：南江堂, 2013.
3) 下出久雄. 非定型抗酸菌症の臨床研究 (第11報)：中葉舌区型, 慢性気管支炎型, 気管支拡張型について. 日胸 1980；39：866-78.
4) 下出久雄, 喜多のぶ彦, 束村道雄, ほか. 肺非定型抗酸菌症のX線学的研究 第1報 菌種別, 初診時X線所見の比較. 結核 1977；52：391-8.
5) Christensen EE, Dietz GW, Chapman JS, et al. Radiographic manifestations of Mycobacterium intracellularis. AJR Am J Roentgenol 1979；133：59-66.
6) 蛇澤 晶, 朝川勝明, 田村厚久, ほか. Mycobacterium avium complex症の病理. 日胸 2009；68：1032-45.
7) 田中栄作, 網谷良一, 久世文幸. M. avium complex症の臨床. 二次感染型を中心として（"一次感染型"ならびに"二次感染型"の画像からみた進展形式）. 結核 1993；68：57-61.
8) Fujita J, Ohtsuki Y, Suemitsu I, et al. Pathological and radiological changes in resected lung specimens in Mycobacterium avium intracellulare complex disease. Eur Respr J 1999；13：535-40.
9) Kim RD, Greenberg DE, Ehrmantraut ME, et al. Pulmonary nontuberculous mycobacterial disease：prospective study of a distinct preexisting syndrome. Am J Respir Crit Care Med 2009；178：1066-74.
10) Kubo K, Yamazaki Y, Hachiya T, et al. Mycobacterial avium-intracellulare pulmonary infection in patients without known predisposing lung disease. Lung 1998；176：381-91.
11) 田村厚久, 蛇澤 晶, 益田公彦, ほか. 肺癌と活動性肺抗酸菌症の合併：特徴と推移. 日呼吸会誌 2007；45：382-93.
12) Lynch DA, Simone PM, Fox MA, et al. CT features of pulmonary Mycobacterium avium complex infection. J Comput Assist Tomogr 1995；19：353-60.
13) Koh WJ, Lee KS, Kwon OJ, et al. Bilateral bronchiectasis and bronchiolitis at thin-section CT：diagnostic implications in nontuberculous mycobacterial pulmonary infection. Radiology 2005；235：282-8.
14) Im SA, Park HJ, Park SH, et al. Consolidations in nodular bronchiectatic Mycobacterium avium complex lung disease：Mycobacterium avim complex or other infection? Yonsei Med J 2010；51：546-51.
15) Lee G, Lee KS, Moon JW, et al. Nodular bronchiectatic Mycobacterium avium complex pulmonary disease. Natural course on serial computed tomographic scans. Ann Am Thorac Soc 2013；10：299-306.
16) 倉島篤行, 堀部光子. 肺 Mycobacterium avium complex (MAC) 症における空洞画像の分布とその経過の検討. 結核 2012；87：397-402.
17) 氏田万寿夫, 佐久間亨, 木村雅子, ほか. 肺の非定型抗酸菌症のCT：結核との鑑別について. 臨放 1999；44：67-72.
18) Kim TS, Koh WJ, Han J, et al. Hypothesis on the evolution of cavitary lesions in nontuberculous mycobacterial pulmonary infection：thin-section CT and histopathologic correlation. AJR Am J Roentgenol 2005；184：1247-52.
19) Hagiwara E, Komatsu S, Nishihira R, et al. Clinical characteristics and prevalence of pneumothorax in patients with pulmonary Mycobacterium avium complex disease. J Infect Chemother 2013；19：588-92.
20) 市木 拓, 植田聖也, 渡邉 章, ほか. 胸膜炎を合併した肺非結核性抗酸菌症の検討. 日呼吸会誌 2011；49：885-9.

11 ムーコルなどの糸状菌感染症

安藤常浩

肺ムーコル症

■臨床像

ムーコル症(mucormycosis)の原因真菌としては Rhizopus 属, Absidia 属, Cunninghamella 属, Rhizomucor 属などがある。土壌や空中, 動植物など自然界に存在する腐生菌であり, 経気道的に吸入し鼻腔や末梢気道に定着・増殖することで鼻や肺に侵襲性の病変を形成する。糖尿病, 好中球減少, 免疫抑制療法, ステロイド長期投与, 頻回輸血による鉄過剰, 鉄キレート剤投与, 低栄養, 火傷, 外傷などによる免疫減弱者において発症する。頻度として真菌感染症全体の約3~4%とまれな感染症である。しかしながらアスペルギルス症やカンジダ症は減少傾向にある一方, ムーコル症は唯一増加傾向が指摘されている[1]。病型としては肺型, 鼻脳型, 消化管型, 皮膚型, 播種型とがあり, 本邦の報告(204例)では肺型(35.3%)が最も多く, 次いで鼻脳型(27%), 播種型(23.5%), 心血管型(6.4%), 胃腸型(5%)であった[2]。基礎疾患としては, Roden らの929例の解析によると糖尿病, 悪性疾患, 固形臓器移植後, deferoxamine 使用例の順に頻度が高かった[3]。血液疾患患者では肺型が多く, 次いで鼻脳型がみられ, 糖尿病患者では鼻脳型が約半数と最も多く認める[4]。特に血液疾患患者では致死率が高く迅速な診断と早期の治療開始が重要である。しかしながら, 特異的な抗原・抗体による検査法がなく, β-D-グルカンも上昇しないことが多く血清診断はムーコル症の診断法としては有用ではない。さらに, 喀痰細胞診や組織検体内の菌糸形態による診断法においてもアスペルギルス属, スケドスポリウム属, フサリウム属などの糸状菌との鑑別が困難な場合がある[5]。臨床像も含め特に侵襲性肺アスペルギルス症との鑑別が最も重要となる。血液疾患患者ではボリコナゾール(voriconazole:VRCZ)による予防投与中のブレイクスルー感染症としてムーコル症が増加することは懸念されている。

■主な画像所見

ムーコル症の主な胸部単純 X 線写真および CT 所見は主として浸潤影や結節・腫瘤影を呈し, 多発陰影が多いとされる。その他, 胸水貯留や, まれながら halo sign(HS), air crescent sign など多彩な陰影を呈する[6]。ま

⑪ ムーコルなどの糸状菌感染症

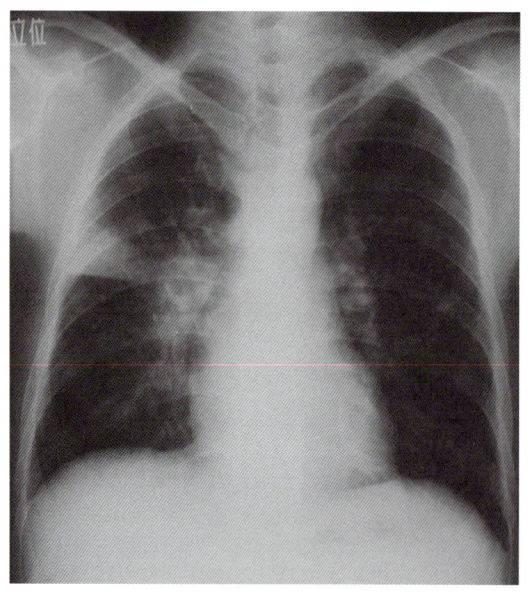

図1 再生不良性貧血に合併した肺ムーコル症の胸部X線像（症例1）
29歳男性。ステロイド投与治療中に右上肺の楔状影と肺門部陰影の増大を認める。その後急速に増悪し死の転帰となった（自験例）。

た、出血性肺梗塞を伴った場合は楔状影を呈する。一方、近年 CT halo sign とは逆に陰影の中心部が ground glass opacity（GGO）で周囲にコンソリデーションの層が取り囲む reversed halo sign（RHS）がムーコル症においてしばしば認められることが報告された。Wahba らの報告では37例のムーコル症のうち7例（19％）において RHS を認めた[7]。免疫低下状態ではムーコル症において最も RHS が認められ、また病初期においても認めるとされる[8)9)]。糖尿病やその他の慢性疾患に合併した場合は空洞を伴う多発浸潤影を呈することがある（図1～3）。

■ HS と RHS について

HS は結節の周囲の GGO であり、Kuhlman らにより急性骨髄性白血病における侵襲性肺アスペルギルス症の CT 所見として報告された[10]。IPA 235 例の解析では61％に HS が認められた[11]。Caillot らはより発病初期において認められることを示している[12]。その後 HS は腫瘍や炎症においても認められ、またムーコル症においても比較的 HS を呈することが報告されている。一方、RHS については当初 Kim らにより cryptogenic organizing pneumonia の HRCT 所見として報告された[13]。その後いくつかの感染症、多発血管炎性肉芽腫症（granulomatosis with polyangiitis：GPA）、肺梗塞、サルコイドーシスなど種々の疾患においても RHS を呈することが報告されている。しかしながらその後 RHS は血液疾患などの基礎疾患を有する compromised host ではムーコル症を示唆する所見との報告がいくつかなされた。

特に、ムーコルによる副鼻腔炎が先行する、CT での肺内結節が10個以上、胸水を伴う、VRCZ による予防投与がなされていたなどの場合は、さらにムーコル症の可能性が高くなるとの報告もある[14]。HS、RHS いずれも発症初期からの CT 所見とされるが、侵襲性肺アスペルギルス症、肺ムーコル症にそれぞれ特異的所見ではないことも一方では理解しなければならない（図4、5）。

■ 病態・病理像（HS、RHS について）

ムーコル、アスペルギルスのいずれも無顆粒球状態時に最も発症の頻度が高く、経気道的に菌が侵入し気道、末梢肺において菌は定着する。その後好中球、マクロファージに処理されることなく組織内に菌糸が伸長し病変を形成する。ここでアスペルギルスでは既存の構造にほとんど影響されずに中心部から放射状の菌糸の伸長を示す。血管への侵襲も伴うが、同時に菌の通過による血漿の滲出によ

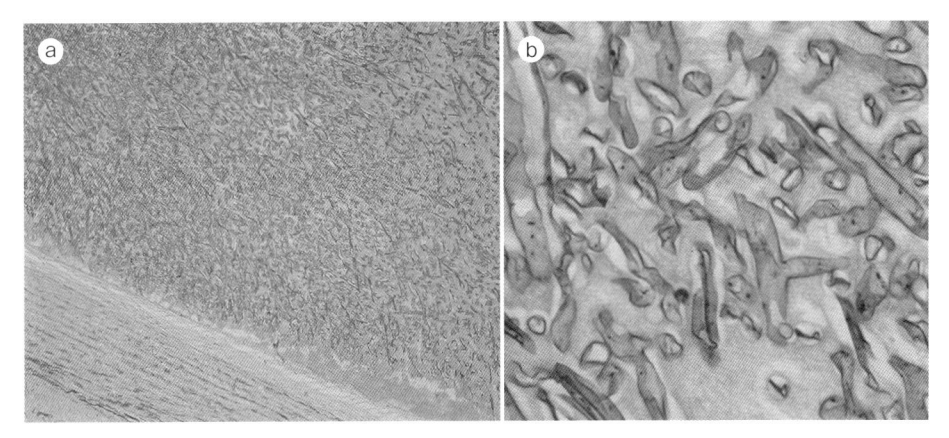

図2 病理組織所見（症例1）
a．右肺動脈内における菌塞栓像（Grocott染色，×20）。
b．一部垂直な分岐を示す菌糸を認める（Grocott染色，×400）。

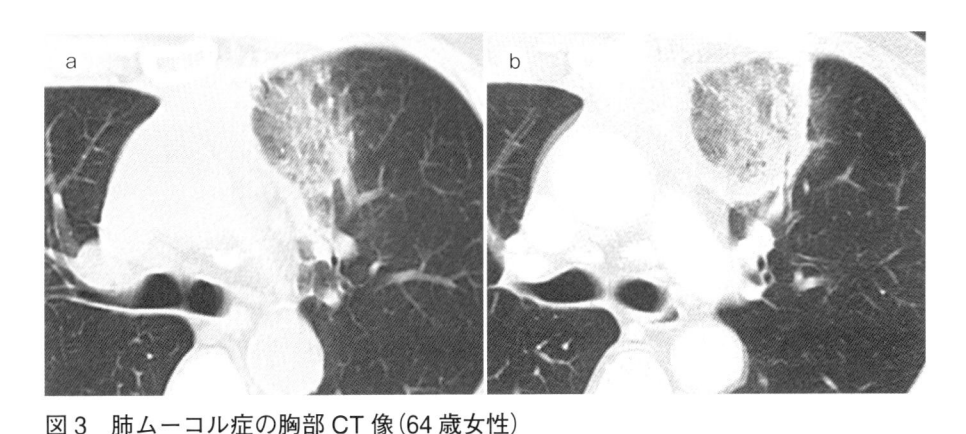

図3 肺ムーコル症の胸部CT像（64歳女性）
a．急性リンパ球性白血病の治療中，好中球減少状態で左上肺にGGOが出現した。
b．その10日後，GGOの周囲を取り囲むコンソリデーションを認め，reversed halo signを呈した。
（Okubo Y, Ishiwatari T, Izumi H. Pathophysiological implication of reversed CT halo sign in invasive pulmonary mucormycosis：a rare case report. Diagn Pathol 2013；8：82 より引用）

り肺胞腔内が満たされた結果含気のない球形の凝固壊死が形成される[15]。さらにその壊死の辺縁部では新鮮な滲み出し出血を伴うことが多く，この出血がCT上GGOとして認められ，haloに対応するとされる[16]。やがて好中球が回復すると血流のある辺縁部に化膿性炎症が起こり，その後膿瘍がドレナージされるとスリット状の含気層が形成される[17]。これがCT上air-crescent signとして認められる。一方，ムーコルにおいては上記のアスペルギルスに比し，菌糸の伸長に際しての血漿の滲出が軽微であるために，含気の保たれた凝固壊死を形成するとされる[8]。その後好中球の回復に伴い中心部のGGOが保たれたままに周囲に出血や種々の炎症を伴う病変が形成される。これがCT上の環状のコンソリデーションに対応しRHSとして認められる[18]。HS，RHSのいずれも中心部は血流のない凝固壊死を来していることと，いわゆる免疫の再構築による現象が関与していると考

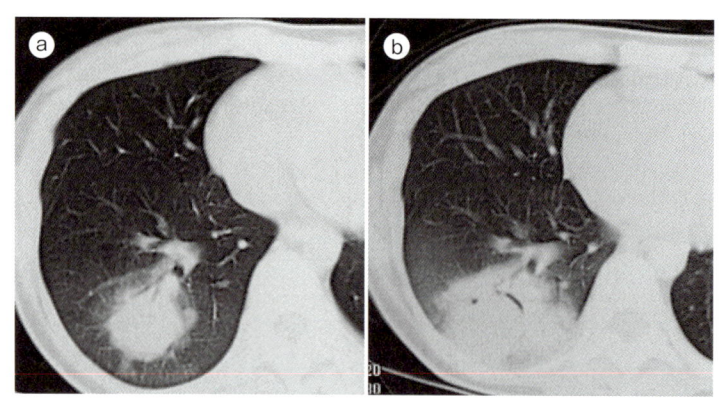

11 ムーコルなどの糸状菌感染症

図4 急性白血病の化学療法中に認めた右下肺の塊状影（症例2）（自験例）
a．胸部CT像：右下肺S^{9}中心周囲にGGOを呈しhalo signを伴うコンソリデーションを認める。
b．1週間後の胸部CTでは辺縁に含気層を認め，air-crescent signを呈した。
　侵襲性アスペルギルス症が疑われAMPH-Bなど投与したが，改善乏しく，また副作用のためその後切除を行った。

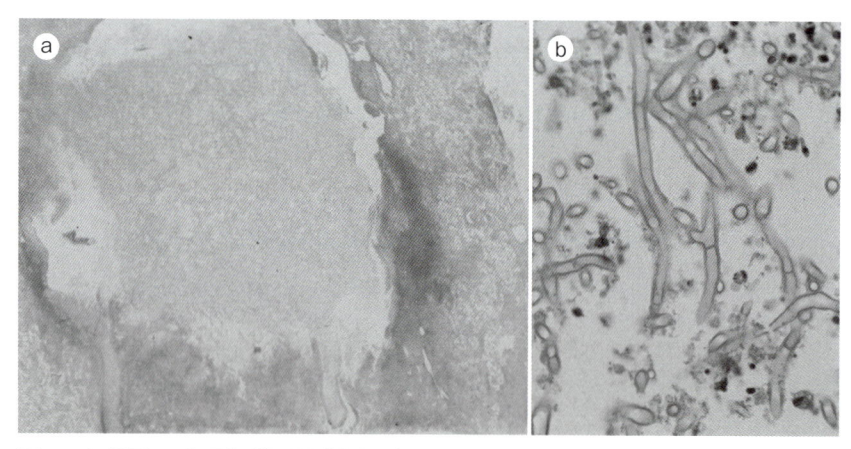

図5 切除肺の病理組織所見（症例2）
a．ルーペ像では周囲に含気層を認め，島上に取り残された肺組織を認める（HE染色）。
b．内部には鏡拡大では隔壁を有し，比較的垂直な分岐を示す菌糸を認め，ムーコルと同定された（HE染色，×400）。

えられる（図6，7）。

■鑑別すべき疾患など

　肺ムーコル症の鑑別疾患としては，侵襲性肺アスペルギルス症が最も重要である。アスペルギルス症においてはガラクトマンナンやβ-D-グルカンなどの血清診断を補助的診断として用いることが有用である。しかしながら，ムーコル症においては早期の治療介入の遅れが生命予後に大きく影響するために，RHSやわずかでも兆候があれば臨床的にはムーコル症をターゲットとし，AMPH-BやL-AMBを選択することが必要となる。やはり早期のCT所見が極めて重要である。また，

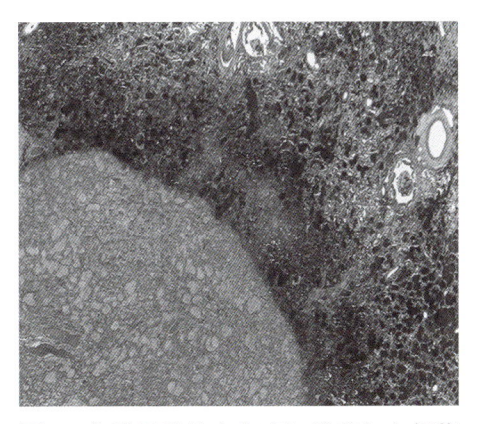

図6 急性骨髄性白血病に発症した侵襲性肺アスペルギルス症の組織像
内部は円形の凝固壊死を呈し，辺縁部に出血を認める（HE染色，×20）（自験例）。

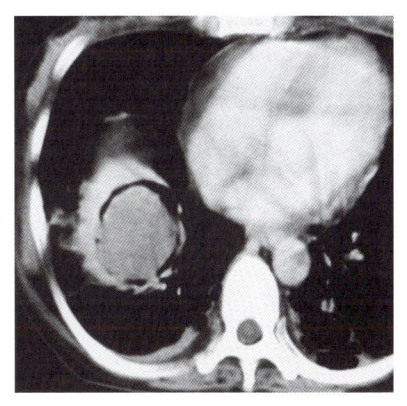

図7 侵襲性肺アスペルギルス症の胸部CT像
急性骨髄性白血病の治療中に陰影出現し，その後白血球数の回復に伴って急速に air-crescent sign の出現を認めた（自験例）。

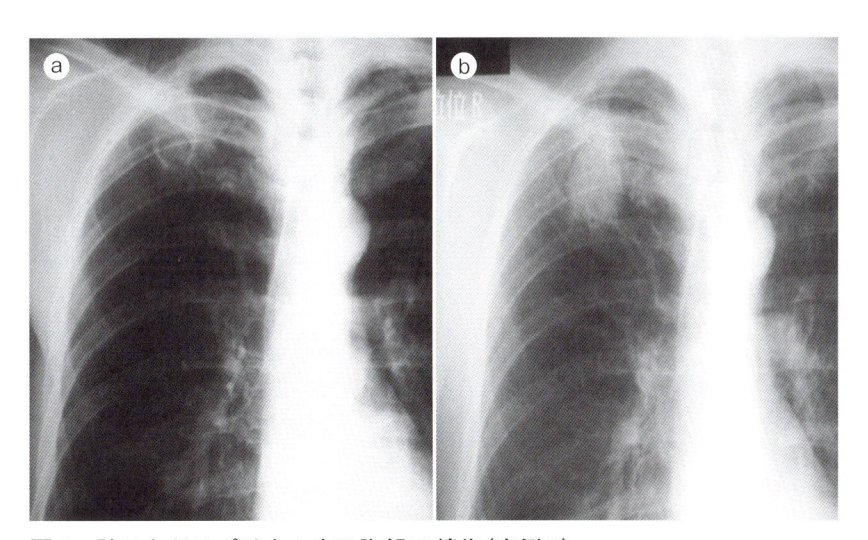

図8 肺スケドスポリウム症の胸部X線像（症例3）
a．51歳の男性。血痰で来院，数年前から右肺の空洞影を指摘され，抗結核薬治療行ったが改善なし。
b．1年後，空洞と内部の塊状影は明らかに増大している（自験例）。

しばしば両者の混合感染を認めることもあり注意を要する。

肺スケドスポリウム症

■臨床像

肺スケドスポリウム症は，土壌や汚染水などに常在する *Pseudallescheria boydii* の無性世代である *Scedosporium apiospermum* と S.

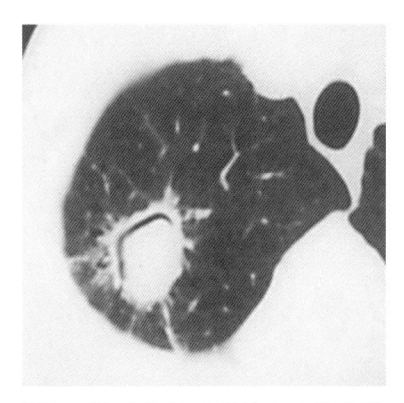

図9 肺スケドスポリウム症の胸部CT像（症例3）
周囲に索状・線状影を伴う空洞内にfungus ballを認める。その後外科切除を行った。

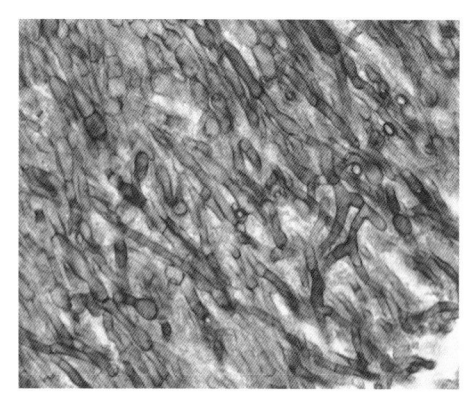

図10 切除されたfungus ballの組織像（症例3）
一部で二方向性分岐を示し隔壁を有する糸状菌。円形またはフラスコ型に膨化した菌糸も散見される。培養でScedosporium apiospermumと同定された。アスペルギルスの菌糸に類似している（Grocott染色，×200）。

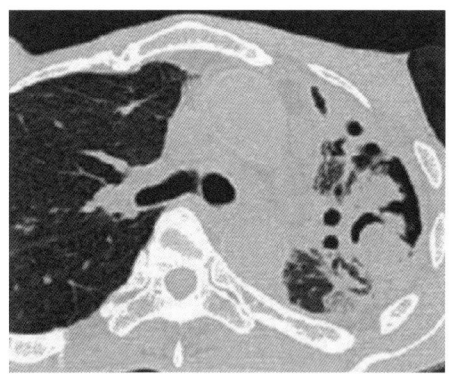

図11 肺スケドスポリウム症の胸部CT像
70歳男性。陳旧性肺結核の他基礎疾患なし。左上肺の空洞内にfungus ball，周囲にコンソリデーションを認める。慢性アスペルギルス症に類似した所見と考える。
（緒方 良，萩原恵里，椎原 淳．ボリコナゾール血中濃度測定が有用であった肺スケドスポリウム症の1例．日呼吸会誌 2011；49：388-92より引用）

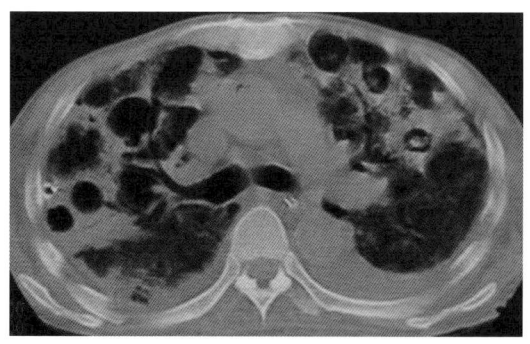

図12 Monoclonal gammopathy of undetermined significance（MGUS）の入院治療中に発症した肺スケドスポリウム症
当初侵襲性肺アスペルギルス症が疑われ，VRCZ投与されるが改善なく，多発空洞影を認める。
〔Ohashi R, Kato M, Katsuura Y, et al. Breakthrough lung Scedosporium prolificans infection with multiple cavity lesions in a patient receiving voriconazole for probable invasive aspergillosis associated with monoclonal gammopathy of undetermined significance（MGUS）. Med Mycol J 2011；52：33-8より引用〕

prolifiansによる感染症である。経気道的に感染し，肺，副鼻腔，中枢神経，骨関節，眼などへの播種性病変を来すことがある。Husainらの270例の報告では血液腫瘍患者69例（26％），臓器移植患者57例（21％）に次いで56例（21％）が免疫健常者であり，免疫機能が保たれている宿主での発症もまれではない[19]。しばしばこれら免疫低下のない宿主ではアスペルギルス症に類似の慢性の感染症も認める[20]。治療薬として主にVRCZが用いられるが，S. prolificansではVRCZを含めすべての抗真菌薬に耐性傾向であり難治性である。

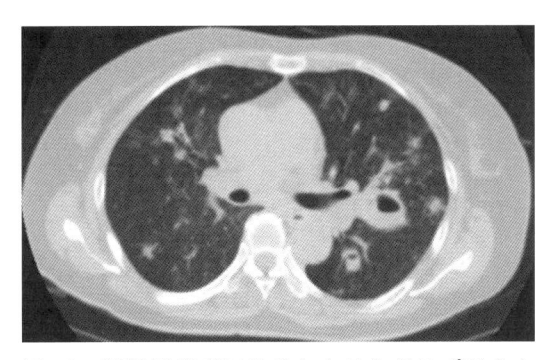

図13 津波肺患者にみられたスケドスポリウム症の胸部CT像

59歳女性。津波により溺水し入院28日目。両側上肺に多発結節影、空洞を認める。気管支肺胞洗浄液の培養で S. apiospermum が検出された。
(中村 豊.津波肺患者にみられたスケドスポリウム症.呼吸器内科2014；25：43-8 より引用)

■主な画像所見

免疫減弱者に発症した侵襲性、播種性のスケドスポリウム症では特に典型的な所見はなく、多発浸潤影、結節影、空洞形成などがみられる。慢性の場合は慢性肺アスペルギルス症に類似する。fungus ball を伴うアスペルギローマや chronic progressive pulmonary aspergillosis/chronic necrotizing pulmonary aspergillosis に類似する周囲に浸潤影を伴う場合もある（図8〜12）[20)21)]。

■バリエーション（津波肺）

以前より溺水や外傷後の感染の報告はあったが、本邦では東日本大震災後の津波溺水者での感染例も報告されている。本邦の津波肺として報告された症例では、当初多発浸潤影や粒状影を認め、経過中空洞形成や周囲のコンソリデーションなどが認められた（図13）[22)]。

●文献

1) Kume H, Yamazaki T, Togano T, et al. Epidemiology of visceral mycoses in autopsy cases in Japan : comparison of the data from 1989, 1993, 1997, 2001, 2005 and 2007 in annual of pathological autopsy cases in Japan. Med Mycol 2011；52：117-27.
2) 森 健,江頭元樹,川又紀彦,ほか.接合菌症：2症例の報告および本邦報告例の検討.日医真菌会誌 2003；44：163-79.
3) Roden MM, Zaoutis TE, Buchanan WL, et al. Epidemiology and outcome of zygomycosis : a review of 929 reported cases. Clin lnfect Dis 2005；41：634-53.
4) Skiada A, Pagano L, Groll A, et al. Zygomycosis in Europe : analysis of 230 cases accrued by the registry of the European Confederation of Medieal Mycology(ECMM)Working Group on Zygomycosis between 2005 and 2007. Clin Microbiol Infect 2011；17：1859-67.
5) 木村雅友.糸状菌感染症を中心とした病理診断と病態.渋谷和俊,久米 光,編.深在性真菌症：病理診断アップデートレビュー.東京：協和企画,2012：55-64.
6) Murphy RA, Miller WT Jr. Pulmonary mucormycosis. Semin Roentgenol 1996；31：83.
7) Wahba H, Truong MT, Lei X, et al. Reversed halo sign in invasive pulmonary fungal infections. Clin Infect Dis 2008；46：1733.
8) Georgiadou SP, Sipsas NV, Marom EM, et al. The diagnostic value of halo and reversed halo signs for invasive mold infections in compromised hosts. Clin Infect Dis 2011；52：1144.
9) Godoy MC, Marom EM. Reversed halo sign in pulmonary zygomycosis. Thorax 2011；66：544.
10) Kuhlman JE, Fishman EK, Siegelman SS. Invasive pulmonary aspergillosis in acute leukemia : characteristic findings on CT, the CT halo sign, and the role of CT in early diagnosis. Radiology 1985；157：611-4.
11) Greene RE, Schlamm HT, Oestmann JW, et al. Imaging findings in acute invasive pulmonary aspergillosis : clinical significance of the halo sign. Clin Infect Dis 2007；44：373-9.
12) Caillot D, Couaillier JF, Bernard A, et al. Increasing volume and changing characteristics of invasive pulmonary aspergillosis on sequential thoracic computed tomography scans in patients with neutropenia. J Clin Oncol 2001；19：253-9.
13) Kim SJ, Lee KS, Ryu YH, et al. Reversed halo sign on high-resolution CT of cryptogenic organizing pneumonia : diagnostic implications. AJR Am J Roentgenol 2003；180：1251-4.
14) Chamilos G, Marom EM, Lewis RE, et al. Predictors of pulmonary zygomycosis versus invasive pulmonary aspergillosis in patients with cancer. Clin Infect Dis 2005；41：60-6.
15) Shibuya K, Ando T, Hasegawa C, et al. Pathophysiology of pulmonary aspergillosis. J Infect Chemother

2004 ; 10 : 138-45.
16) Greene R, Shibuya K, Ando T. History and radiology *Aspergillus fumigatus* and aspergillosis. Jean Paul L, William JS, editors. Washington DC : ASM Press, 2009 ; 353-62.
17) 安藤常浩. 肺アスペルギルス症の臨床像と病理. 渋谷和俊, 久米 光, 編. 深在性真菌症：病理診断アップデートレビュー. 東京：協和企画, 2012 ; 22-32.
18) Okubo Y, Ishiwatari T, Izumi H. Pathophysiological implication of reversed CT halo sign ininvasive pulmonary mucormycosis : a rare case report. Diagn Pathol 2013 ; 8 : 82.
19) Husain S, Muñoz P, Forrest G, et al. Infections due to Scedosporium apiospermum and Scedosporium prolificans in transplant recipients : clmical characteristics and impact of antifungal agent therapy on outcome. Clin Infect Dis 2005 ; 40 : 88-99.
20) 緒方　良, 萩原恵里, 椎原　淳. ボリコナゾール血中濃度測定が有用であった肺スケドスポリウム症の1例. 日呼吸会誌 2011 ; 49 : 388-92.
21) Ohashi R, Kato M, Katsuura Y, et al. Breakthrough lung Scedosporium prolificans infection with multiple cavity lesions in a patient receiving voriconazole for probable invasive aspergillosis associated with monoclonal gammopathy of undetermined significance (MGUS). Med Mycol J 2011 ; 52 : 33-8.
22) 中村　豊. 津波肺患者にみられたスケドスポリウム症. 呼吸器内科 2014 ; 25 : 43-8.

12 肺寄生虫疾患の画像所見

岡田文人　佐藤晴佳　小野麻美　安藤ゆみ子　森　宣

寄生虫性肺疾患

近年，肺・胸腔に病巣を形成する寄生虫症例の報告が増加している。その理由として，無農薬野菜や有機肥料野菜が好んで食されるようになったこと，エスニック料理の流行に伴い東南アジアなどからの多くの食材が輸入されていること，ペットブームによる固有宿主との接する機会が増加したことなどが考えられる。

肺に感染する寄生虫の種類は多岐にわたり，原因となる寄生虫によって病態が異なる。消化管の寄生虫症に比べて頻度は低く，好酸球増多を伴わないことがある。確定診断は，虫体あるいは排泄された虫卵を証明することによるが，肺寄生虫症の場合には，通常の喀痰検査や糞便検査では虫体や虫卵を証明できない場合がほとんどである。最近，宮崎大学医学部寄生虫学教室により12種類の抗原に体するmultiple-dot ELISA法による血清学的検査が開発され，診断が比較的容易に行えるようになってきた。一方，寄生虫疾患の画像所見については，まとまった報告は少ないが，比較的特徴的な（寄生虫症を疑うべき）所見も認められる。本項では，わが国における代表的な寄生虫性肺疾患について，画像所見を中心に解説する。

寄生虫の分類

寄生虫は，原虫と蠕虫に分類される。原虫は単細胞であり，蠕虫は多細胞である。原虫には，赤痢アメーバ(*Entamoeba histolytica*)，トキソプラズマ(*Toxoplasma gondii*)，マラリア(*Plasmodium* spp.)などが含まれ，蠕虫にはイヌ糸状虫(*Dirofilaria inmmitis*)，トキソカラ(*Toxocara* sp.)，ブタ回虫(*Ascaris suum*)，肺吸虫(*Paragonimus sp.*)，糞線虫(*Strongyloides stercoralis*)，単包条虫(*Echinococcus granulosus*)，多包条虫(*Echinococcus multilocularis*)などが含まれる。

肺に病変を来す寄生虫の形態

① ヒトが固有宿主であり，成虫が肺に寄生する：ウエステルマン肺吸虫，宮崎肺吸虫。

② ヒトが固有宿主であり，成長過程で肺に一定期間寄生する：回虫，鉤虫，糞線虫，住血吸虫。
③ ヒトは固有宿主であるが，肺に異所寄生を生じる：エキノコックス。
④ ヒトは固有宿主ではなく，肺に幼虫移行症を生じる：ブタ回虫，イヌ回虫，ネコ回虫，イヌ糸状虫。

幼虫移行症(larva migrans)：ヒトが固有宿主ではないため，人体内で成虫になって増殖することはないが，幼虫が体内を移動することにより引き起こされる病態である。皮膚幼虫移行症，内臓幼虫移行症，眼幼虫移行症の3つに分類される。

感染経路と感染源

本邦で患者数が多いのは，肺吸虫症，トキソカラ症〔イヌ回虫(*Toxocara canis*)とネコ回虫(*Toxocara cati*)は臨床的に区別困難なためトキソカラ症あるいはイヌ・ネコ回虫症と称される〕，イヌ糸状虫症，ブタ回虫症，赤痢アメーバ症などであり，多くは虫卵や幼虫の経口摂取で感染する。

各肺寄生虫症のCT所見

■ウエステルマン肺吸虫症(*Paragonimus westermani*)(図1, 2)

幼虫を保有する中間宿主のモズクガニやサワガニ，あるいは待機宿主のイノシシの生肉を摂取することにより感染する。最近では，韓国料理の生カニの醤油漬けであるケジャンを食して感染した報告例も認める。経口的に感染したメタセルカリアは小腸で脱嚢し，腸管壁を通ってから腹腔内そして腹壁筋内に侵入する。その後，再度腹腔内に移動し，感染後10～14日後には横隔膜を貫いて胸腔内，肺へと移行し虫嚢を形成する。肺へと移行する際に，気胸，胸水貯留，胸膜炎などを伴い，胸痛や呼吸困難などの症状を認める。肺に達すると咳嗽，喀痰，血痰などの症状を認める。

画像所見は多様である[1)～3)]。急性期・亜急性期では，胸水，胸膜肥厚，気胸，周囲にすりガラス影(halo)を伴った結節，侵入した胸膜から連続する虫道(migration track)，小葉間隔壁肥厚などの所見を認める。特に，辺縁不整な結節と部分的に肥厚した胸膜に連続する虫道は，虫体の移動に伴う所見と思われ特異的な所見である。一方，慢性期には虫嚢が形成されているため，不整形の結節・腫瘤を認め，内部に空洞や壊死，淡い石灰化を伴うことが多い。

■宮崎肺吸虫症(*Paragonimiasis miyazakii*)

ウエステルマン肺吸虫症と同様，サワガニあるいは待機宿主のイノシシの生肉を摂取することで感染する。その他，成虫はイタチやイヌ，ネコなどの肺にも寄生している。以前は，虫嚢は形成されず，気胸や胸水あるいは胸膜炎などを呈することが多いとされていた。最近の報告によると，虫嚢の形成や，喀痰や便からの虫卵の排泄例も認められる。

画像所見についてはまとまった報告がないが，ウエステルマン肺吸虫症と同様な所見を呈すると考えられている[4)]。

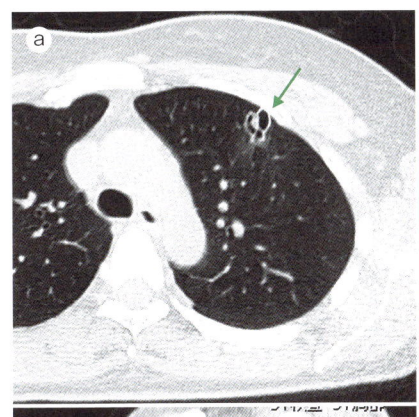

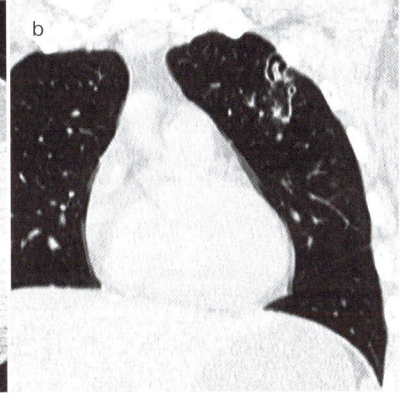

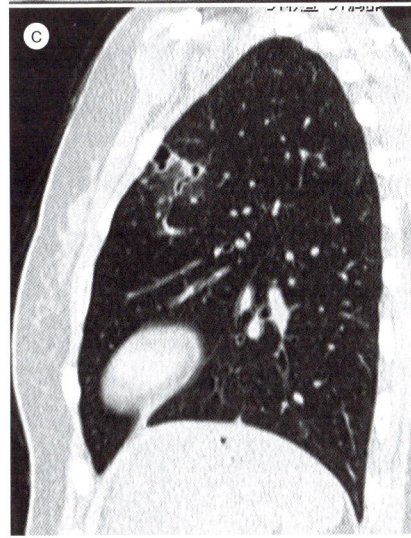

図1 ウエステルマン肺吸虫症：
40歳代，女性

サワガニ，シカやイノシシの生肉，鳥刺しを摂取している。
a．大動脈弓部レベル HRCT：左 S^3c 末梢に胸膜に接する空洞（→）と，それに連なる壁の厚い管腔構造を認める。周囲にはすりガラス影を伴う。
b．冠状断再構成像：管腔構造と空洞は連続しており，胸膜に密に接している。
c．矢状断再構成像：空洞と管腔構造の周囲にはすりガラス影が広がっている。

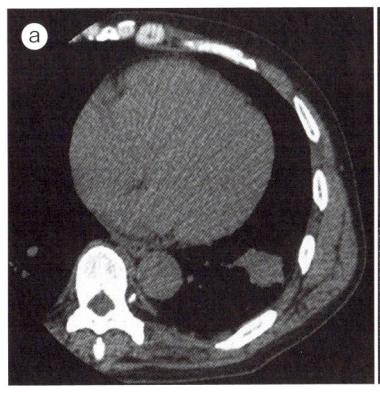

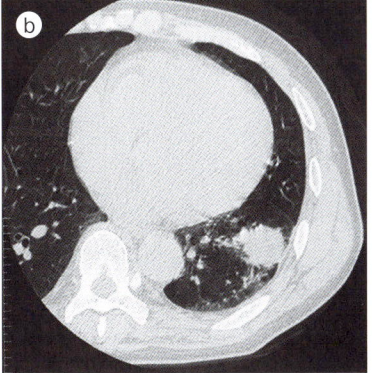

図2 ウエステルマン肺吸虫症：50歳代，男性
サワガニの摂取歴あり。
a．左下葉レベル HRCT 縦隔条件：左 S^8 末梢に不整形の腫瘤状構造を認める。
b．左下葉レベル HRCT 肺野条件：左 S^8 末梢胸膜に接する腫瘤状構造を認める。周囲には肺構造の軽度改変を伴う。
（益田赤十字病院放射線科・椋本英光先生のご厚意による）

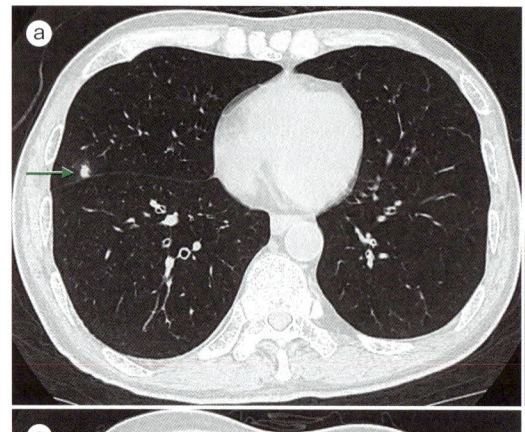

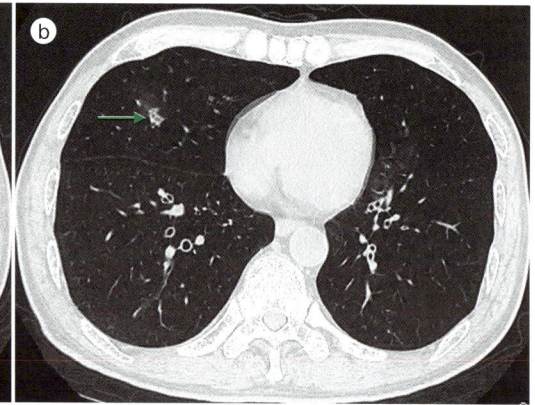

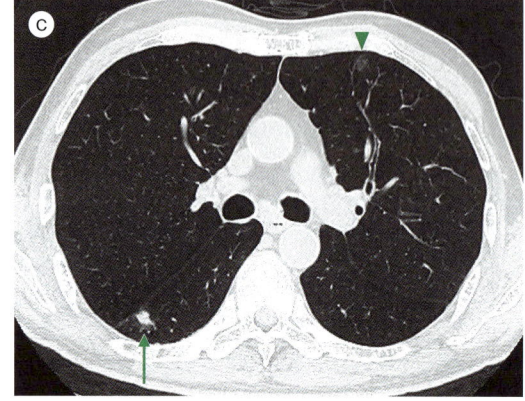

図3 トキソカラ症：60歳代，男性
イヌやネコの飼育歴あり。
a．右B^{8}a-b分岐部レベルHRCT：右S^{4}a末梢に周囲にすりガラス影を伴った濃度の高い小結節を認める。
b，c．(a)から約3カ月後に撮像されたHRCT。
b．(a)と同レベルのHRCT：右S^{4}a末梢の小結節は消失している。右S^{5}aに辺縁不整な小結節(すりガラス影を伴う)が出現している。
c．左B^{3}b分岐部レベルHRCT：同様な小結節が右S^{6}aに出現している(→)。左S^{3}b末梢にはすりガラス影の出現を認める(▶)。

■トキソカラ症(Toxocariasis)，およびブタ回虫による幼虫移行症(visceral larva migrans due to Ascaris suum)(図3〜5)

●トキソカラ症

　イヌ回虫(Toxocara canis)およびネコ回虫(Toxocara cati)を原因とする寄生虫症で，虫卵がイヌやネコの糞便とともに排泄されると，3〜4週間で中に感染性のある幼虫が作られるようになる(幼虫包蔵卵と呼ばれる)。幼虫包蔵卵は消毒薬にも抵抗性をもち，土の中で約2年間も感染力を有するとされている。ヒトが虫卵を飲み込むと腸の中で孵化し，幼虫はヒトの体内では成虫にならないで，眼，肝臓，肺，心臓，脳などを移動する。このようなイヌ回虫やネコ回虫の内臓幼虫移行症をトキソカラ症という。イヌ回虫あるいはネコ回虫幼虫患者の多くは自覚症状がなく，トキソカラ症を発症するのは一部である。国内でのトキソカラ症の感染様式として，虫卵の直接的な経口摂取よりも，待機宿主であるニワトリやウシのレバーや肉の生食が注目されている。子供での発症例が多い海外と異なり，日本ではそれらの生食習慣をもつ成人での発症が多い。

●ブタ回虫による幼虫移行症

　1990年代半ば，南九州山間部の養豚業の盛んな地域で発症する好酸球増多症として確認された。以後，全国各地で報告が認められるようになった。イヌ回虫あるいはネコ回虫と同様，ブタ回虫もブタ堆肥を用いた野菜栽培を通じた回虫卵からの感染だけではなく，待

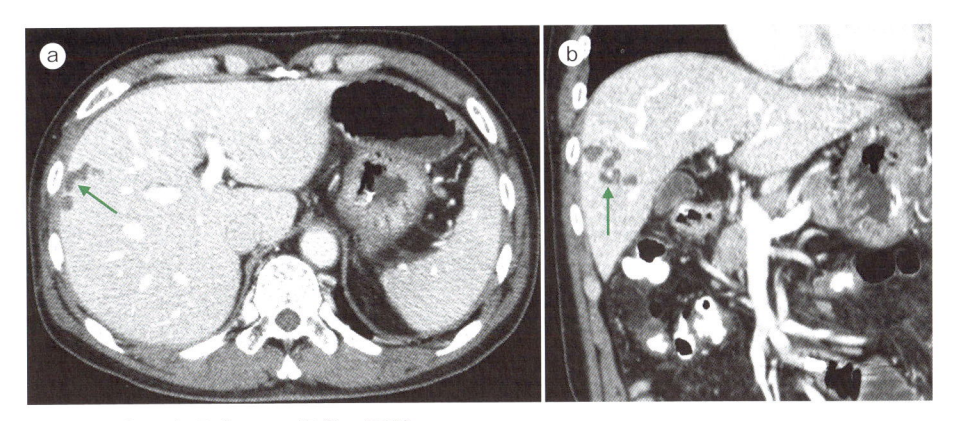

図4 トキソカラ症:60歳代,男性
イヌを飼育している。
a.腹部造影CT:肝S5表面と連続する管状の低吸収構造を認める(→)。
b.腹部造影CT冠状断再構成像:肝S5表面と連続する管状の低吸収構造が明瞭に描出されている(→)。

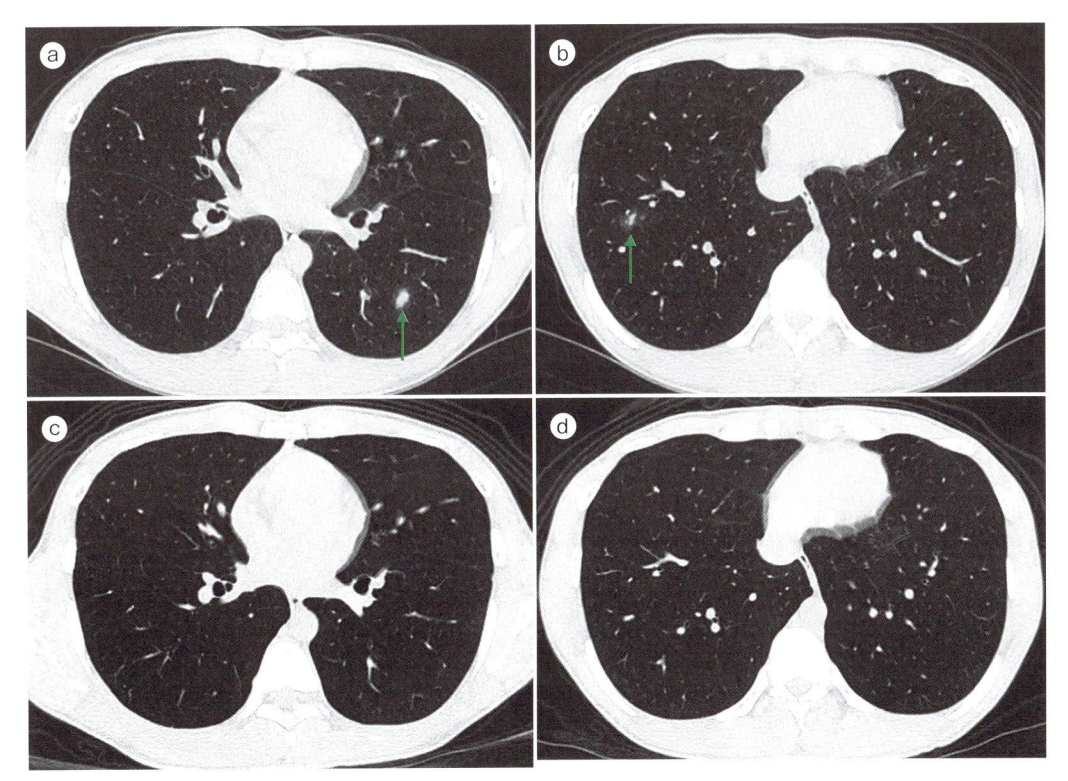

図5 イヌ回虫あるいはブタ回虫による幼虫移行症:20歳代,男性
祖父の狩猟犬との密な接触,シカやイノシシなどの生食歴あり。
a.左B^8分岐部レベルHRCT:左S^6cに周囲にすりガラス影を伴った濃度の高い小結節を認める(→)。
b.右B^9ai分岐部レベルHRCT:右S^9にも周囲にすりガラス影を伴った小結節を認める(→)。
c,d.(a)(b)から約1カ月後のHRCT:(a)および(b)で認められた小結節は無治療で消失している。

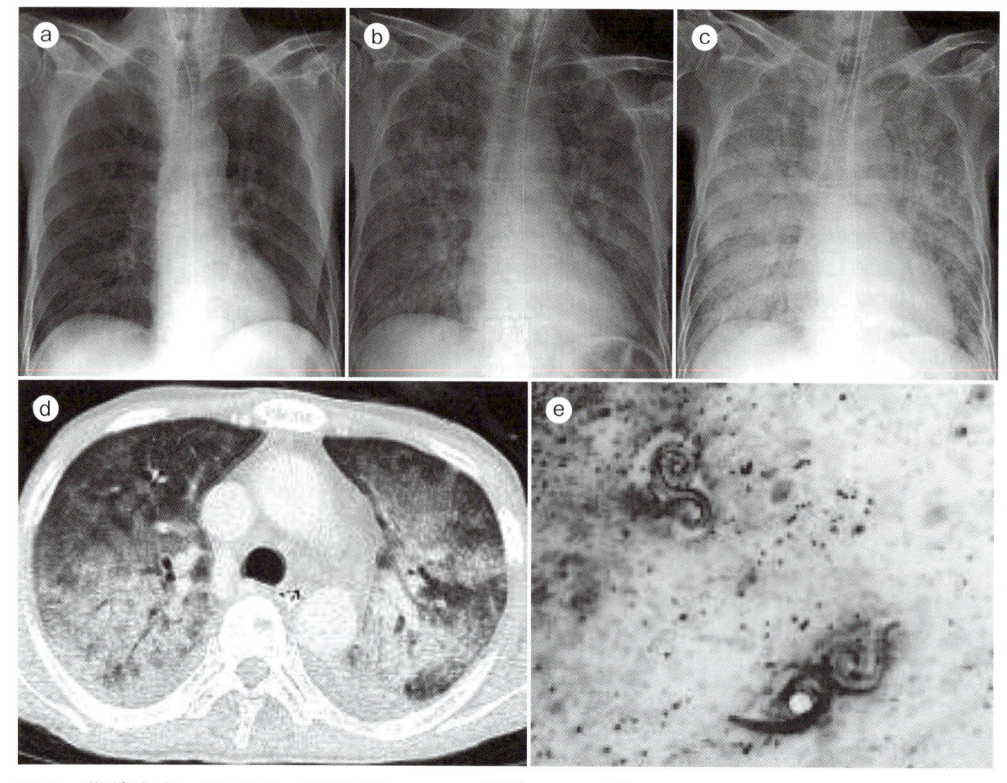

図6　糞線虫症：50歳代，男性（抗HTLV-1抗体 2,048倍）
a〜c．胸部単純X線写真（a．入院病日1日目，b．入院病日3日目朝，c．入院病日3日目夕）
　入院病日3日目より，両肺にびまん性に浸潤影の増悪を認め，ショックとなる。
d，e．胸部CT（入院病日3日目）と喀痰塗抹
　両肺にコンソリデーションとすりガラス影が広がっている。喀痰のグラム染色では多数の糞線虫虫体を認めた。重症糞線虫症およびそれに伴った肺胞出血と診断された。集中的治療により救命された。
〔中頭病院（現・沖縄県立中部病院放射線科）　伊良波朝敬先生，琉球大学医学部放射線科・山城恒雄のご厚意による〕

機宿主（ニワトリやウシ）のレバーや肉の生食からの感染が多く認められる。

画像所見について，周囲にすりガラス影（halo）を伴った結節，すりガラス結節，不整形結節，コンソリデーション，小葉間隔壁肥厚など多彩な所見を呈する[5)6)]。haloを伴った結節やすりガラス結節は，短期間の経過観察中に消失したり，新たに出現したりする（移動したようにみえる）ことがあり，この所見を認めることができれば積極的に幼虫移行症を疑う。胸水貯留や肝病変を認めることもある。

■糞線虫症（strongyloidiasis）（図6）

糞線虫症は，土壌から経皮的にヒトに感染し，十二指腸や空腸の粘膜に寄生する糞線虫によって生じる。熱帯や亜熱帯に広く分布し，日本では沖縄・奄美地方にみられる。本虫の生活史は複雑である。糞線虫には寄生世代（人体内）と自由世代（体外）がある。寄生世代の成虫は雌のみで，十二指腸や空腸の粘膜に寄生し産卵する。虫卵は孵化後ラブジチス（R）型幼虫となり，便とともに体外に排出される。体外での発育様式には，環境によって直接発育か間接発育の2通りある。直接発育は，糞線虫の発育環境に好ましくない場合

（気温20℃以下で湿度が十分高くない）に認められる発育方法で，R型幼虫が脱皮して直接フィラリア（F）型幼虫となる。一方，間接発育は，糞線虫にとって好ましい環境の場合に認められ，R型幼虫は雄雌の成虫になり交尾を行い産卵し，孵化後R型からF型幼虫になる。直接あるいは間接発育したF型幼虫は，足などの皮膚から経皮感染し，血流を介して肺に移行し，肺胞壁の毛細血管を破り気道を上行し，嚥下後に十二指腸に達して成熟する。

症状としては，無症状あるいは軽度の消化器症状（上腹部痛，圧痛，下痢，嘔吐など）を認めることが多い。しかし，抗HTLV-1抗体陽性者やステロイド治療者などでは提示症例のように，過剰感染を起こし重症になることがある。また，糞線虫症とHTLV-1感染との間には，密接な関連があることが報告されている[7)〜9)]。斉藤らは沖縄県における糞線虫感染者の抗HTLV-1抗体陽性者は44％，また抗HTLV-1抗体陽性者における糞線虫の保有者は18.2％と有意に高率であり，両者の間には密な関連があることを指摘している[8)]。さらに，抗HTLV-1抗体陽性で糞線虫保有者の末梢血リンパ球では高率に，HTLV-1 provirusのmonoclonalな組み込みが認められることも報告され，糞線虫感染がHTLV-1キャリアから成人T細胞性白血病発病の危険因子として重要である可能性も指摘されている[9)]。

画像所見についてはまとまった報告はなく，症例報告が散見される程度である。特徴的な画像所見はなく，限局性のすりガラス影，コンソリデーション，集族する小結節，両肺に広がるコンソリデーションを認める[10)11)]。

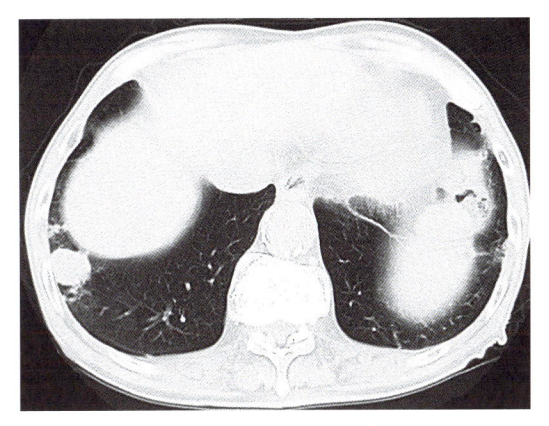

図7 イヌ糸状虫症：70歳代，男性
3年前からイヌを飼育している。
右肺底部肺野条件CT：右S^{9}末梢に境界明瞭な腫瘤状の構造を認める。周囲にはすりガラス影や粒状影も認める。

■イヌ糸条虫症（dirofilariasis）（図7）

イヌ糸条虫（*Dirofilaria immitis*）はフィラリアの一種であり，成虫はイヌの肺動脈あるいは右心室に寄生する。受精卵を持った雌は多数のミクロフィラリアを産出し，トウゴウヤブカやシナハマダラカなどが感染したイヌを吸血した際に，蚊の体内に移行し脱皮して感染幼虫となる。その蚊がヒトを吸血するときに感染幼虫がヒトの体内に移行する。多くの場合，感染幼虫は血行性に肺に移動し，肺塞栓を引き起こす。症状がみられないことがほとんどであるが，胸痛や咳嗽，血痰などを呈することがある。梗塞を生じた肺組織内で，幼虫は被包化される。そのため，健康診断で撮像された胸部単純X線写真で，結節として指摘された報告例が多い。

画像所見は境界明瞭な結節を呈する。多くは単発症例で，石灰化や空洞形成は伴わない[12)]。その他，コンソリデーションや胸膜肥厚，胸水を認めることもある[13)]。

■包虫症（echinococcosis）（図8）

単包条虫（*Echinococcus granulosus*）によ

12 肺寄生虫疾患の画像所見

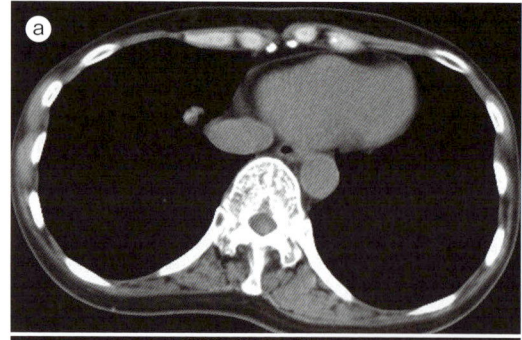

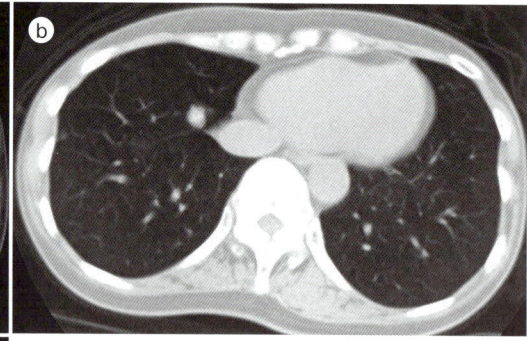

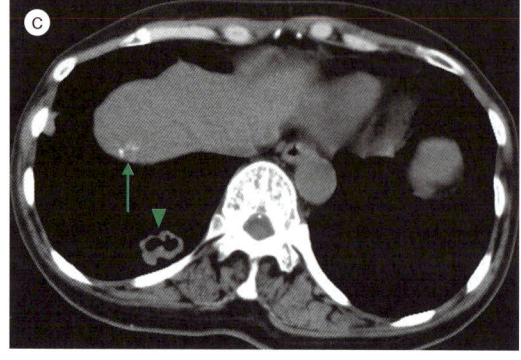

図8 包虫症：50歳代，女性
a．右下葉レベル縦隔条件CT：右S^8のIVC近傍に石灰化を伴った結節を認める。
b．右下葉レベル肺野条件CT：右S^8に境界明瞭な結節を認める。
c．右下葉レベル縦隔条件CT：右S^{10}末梢に，辺縁がいびつで境界明瞭な空洞結節を認める（▶）。右S^8末梢に胸膜に接してややdensityの高い結節状構造を認める。肝S8には点状の石灰化を伴った低吸収域を認める（→）。
（旭川医科大学放射線医学講座・佐々木智章先生，高橋康二先生のご厚意による）

る単包虫症（単包性エキノコックス症）と多包条虫（*Echinococcus multilocularis*）による多包虫症（多包性エキノコックス症）がある。単包虫症は牧羊地帯に好発し，輸入感染症として知られている。日本においては，北海道を中心に発症する多包虫症が重要である。終宿主であるキツネ，イヌ，オオカミなどの糞便中に虫卵が排出され，虫卵に汚染された食物や飲水などを摂取したり，感染しているイヌとの接触により虫卵を摂取することによって感染が成立する。虫卵から放出された六鉤幼虫が腸壁に侵入し，血流によって肝臓や肺などに運ばれて包虫を形成する。患者のほとんどは肝臓に病巣を形成し，肝障害や肝腫大，黄疸，上腹部痛などの症状を引き起こす。経過は小児で5年以上，成人で10年以上の潜伏期があるとされている。肺や脳などにも寄生して重篤な症状を呈することがある。

画像所見として，肝臓には嚢胞性腫瘤を形成し，周囲に石灰化を認めることがある。肺の画像報告についてはまとまったものはない。症例報告によると，肺野末梢領域に，辺縁明瞭な単発あるいは多発結節を認め，空洞や小さな石灰化を伴ったものも認められている[14)15)]。

●文献
1) Im JG, Whang HY, Kim WS, et al. Pleuropulmonary paragonimiasis：radiologic findings in 71 patients. AJR Am J Roentgenol 1992；159：39-43.
2) Kim TS, Han J, Shim SS, et al. Pleuropulmonary paragonimiasis：CT findings in 31 patients. AJR Am J Roentgenol 2005；185：616-21.
3) Kuroki M, Hatabu H, Nakata H, et al. High-resolution computed tomography findings of *P. wastermani*. J Thorac Imaging 2005；20：210-3.
4) Inoue Y, Kawaguchi T, Yoshida A, et al. Paragonimiasis miyazakii associated with bilateral pseudochylothorax. Intern Med 2000；39：579-82.
5) Sakai S, Shida Y, Takahashi N, et al. Pulmonary lesions associated with visceral larva migrans due to *Ascaris suum* or *Toxocara canis*：imaging of six cases. AJR Am J Roentgenol 2006；186：1697-702.

6) Okada F, Ono A, Ando Y, et al. Pulmonary computed tomography findings of visceral larva migrans caused by *Ascaris suum*. J Comput Assist Tomogr 2007;31:402-8.
7) Gabet AS, Mortreux F, Talarmin A, et al. High circulating proviral load with oligoclonal expansion of HTLV-1 bearing T cells in HTLV-1 carriers with strongyloidiasis. Oncogen 2000;19:4954-60.
8) 斉藤 厚. 糞線虫. 臨と微生物 1990;17:103-7.
9) Nakada K, Yamaguchi K, Furugen S, et al. Monoclonal integration of HTLV-1 proviral DNA in patients with strongyloidiasis. Int J Cancer 1987;40:145-8.
10) Namisato S, Motomura K, Haranaga S, et al. Pulmonary strongyloidiasis in a patient receiving prednisolone therapy. Intern Med 2004;43:731-6.
11) Upadhyay D, Corbridge T, Jain M, et al. Pulmonary hyperinfection syndrome with *Strongyloides stecoralis*. Am J Med 2001;111:167-9.
12) Milanez de Campos JR, Barbas CS, Filomeno LT, et al. Human pulmonary dirofilariasis: analysis of 24 cases from São Paulo, Brazil. Chest 1997;112:729-33.
13) Oshiro Y, Murayama S, Sunagawa U, et al. Pulmonary dirofilariasis: computed tomography findings and correlation with pathologic features. J Comput Assist Tomogr 2004;28:796-800.
14) 伊藤 亮, 石川裕司, 北田正博, ほか. 人畜共通感染症. 肺エキノコックス症. 呼吸 2003;22:56-60.
15) 佐藤直樹, 寺崎康展, 佐々木彩美, ほか. 呼吸器と寄生虫. 肺の多包性エキノコックス症. 日胸疾会誌 2007;66:289-96.

13 免疫不全患者における呼吸器感染症の画像的特徴

高 遼　遠藤正浩

はじめに

　免疫不全とは，宿主が感染症の発症を防ぐために備えているメカニズムに問題があるため，感染症に罹患しやすい状況のことを指す。また感染症発症後の重症化のリスクも高く，発症時は早期診断・早期治療が極めて重要である。なかでも呼吸器は免疫不全患者において最も感染症を起こす頻度の高い臓器であり，免疫不全患者の感染症を診断・治療していくうえで，胸部画像診断は極めて重要なスキルの一つとなる。しかし，免疫不全患者では市中感染症と異なり，極めて多彩な微生物が感染症を来し，さらに正常な免疫応答が欠如しているので，画像所見や臨床症状が非典型的となる場合も多く，その診断はしばしば困難を極める。

　免疫不全における呼吸器感染症の診断には，高分解能CT(high-resolution computed tomography：HRCT)が極めて有用である。発熱を来した好中球減少患者を対象とし，胸部X線写真(chest x-ray：CXR)とCTの肺炎検出能を比較検討した報告では，発症早期の肺炎におけるHRCTによる検出率はCXRの6倍であり，CXRに比して5日早く肺炎を検出できたとされ[1]，発熱あるいは呼吸器症状を来した免疫不全患者では，積極的なCT検査の施行(HRCT画像処理)が重要と考えられる。

　本項では，多岐にわたる免疫不全患者における呼吸器感染症の中でも，特に重要性の高いと思われる疾患について，画像的特徴を中心に診断のポイントを述べていく。

免疫不全の分類

　各論に入る前に免疫不全の分類について概説する。一口に「免疫不全」といってもその原因によっていくつかのタイプに分類され，それにより問題となりやすい微生物が異なる。特に呼吸器感染症に関わるものとしては，①好中球減少，②細胞性免疫不全，③液性免疫不全が重要であり，それぞれ表に示すような原因および問題となる微生物が挙げられる[2〜4]。患者背景から免疫不全を分類し，そのタイプに応じて原因微生物を絞り込むことは，画像診断による鑑別を進めていくうえで重要である。

表　免疫不全とその原因，問題となる微生物

	原因になる主な疾患	原因になる主な医療行為	問題となる主な微生物
好中球減少（好中球機能低下を含む）	先天性疾患 ・小児遺伝性無顆粒球症 ・慢性肉芽腫症 ・Chekiak-Higashi症候群 ・周期性好中球減少症 後天性疾患 ・白血病 ・再生不良性貧血　など	・化学療法 ・ステロイド療法 ・放射線療法 ・骨髄移植 ・その他薬剤性（抗菌薬など）	グラム陽性球菌 　S. aureus, Coagulase-nagative staphylococci, Enterococcus グラム陰性桿菌 　Enterobavteriaceae(Klebsiella pneumoniae, E. coli), Pseudomonas aeruginosa, Acinetobacter 真菌 　Candida spp., Aspergillus spp.
細胞性免疫不全	先天性疾患 ・DiGeorge症候群 ・慢性皮膚粘膜カンジダ症 後天性疾患 ・AIDS，HIV感染症 ・急性リンパ性白血病 ・悪性リンパ腫 ・慢性腎不全　など	・骨髄移植 ・放射線療法 ・ステロイド療法 ・免疫抑制薬 　cyclophosphamide 　cyclosporin 　tacrolimus 　azathioprine 　mycophenolate mofetil (MMF) 　methotrexate 　leflunomide 　TNF-α阻害薬 　抗リンパ球ポリクローナル抗体 　muromonab-CD3 　basiliximab	ウイルス 　HSV, VZV, CMV, EBV, アデノウイルスなどの呼吸器ウイルス 細菌 　Listeria, Legionella, Mycobacterium, Nocardia, Salmonella 真菌 　Pneumocystis jirovecii, Aspergillus spp., Cryptococcus spp. Candida spp., Histoplasma capsulatum, Coccidioides spp. Penicillium marneffei 原虫・寄生虫 　Toxoplasma gondii, Strongyloides, Cryptosporidium, Isosporabelli
液性免疫不全	先天性疾患 ・Bruton型無γグロブリン血症 ・IgA欠損症 後天性疾患 ・リンパ増殖性疾患 ・AIDS，HIV感染症	・膵臓摘出後 ・造血幹細胞移植後 ・放射線療法 ・大量ステロイド 　（prednisolone 40 mg/日以上） ・免疫抑制薬 　cyclophosphamide 　azatihoprine 　mycophenolate mofetil (MMF) 　抗リンパ球ポリクローナル抗体 　rituximab	細菌 　pneumococci, H. influenzae, N. meningitidis 原虫・寄生虫 　Giardia

真菌感染症

■ニューモシスチス肺炎（図1, 2）

●概念

ニューモシスチス肺炎（Pneumocystis jirovecii pneumonia：PCP）は，Pneumocystis jirovecii を病原微生物とする肺炎である。Pneumocystis jirovecii はかつて原虫に分類されていたが，1988年に分類学上真菌に変わっている。しかし生物学的には原虫に似た特徴を持っている。

細胞性免疫不全患者において生じる疾患であり，具体的には後天性免疫不全（acquired immune deficiency syndrome：AIDS）患者，ステロイド・免疫抑制薬投与下患者，血液疾患患者などに好発する。AIDS患者においては，CD4値がリスク因子として知られてお

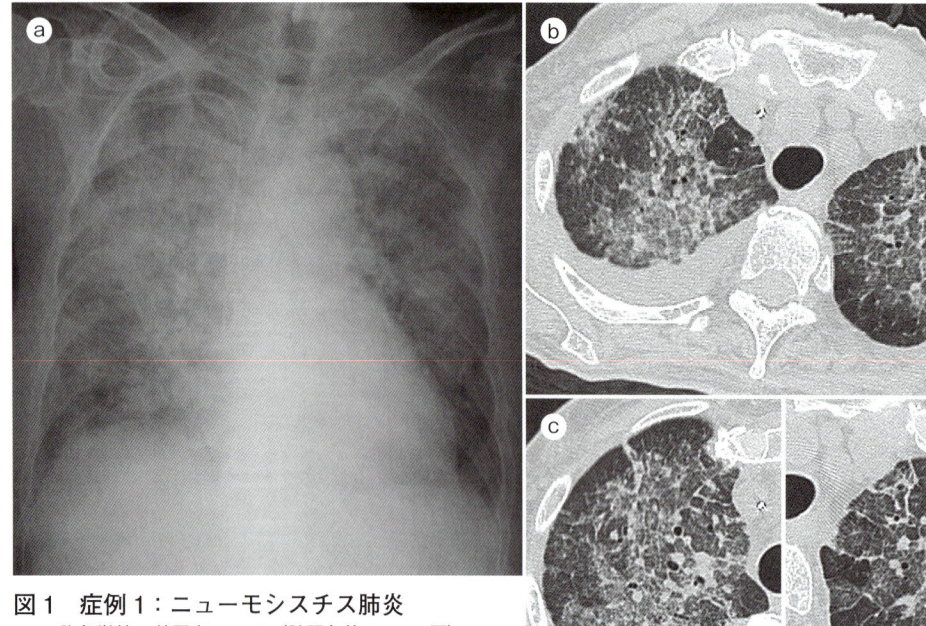

13 免疫不全患者における呼吸器感染症の画像的特徴

図1　症例1：ニューモシスチス肺炎
a. 胸部単純X線写真，b. CT（肺野条件，5 mm厚），c. HRCT（1 mm厚）。

70歳代女性。局所進行膵癌に対する放射線化学療法中に，急に呼吸困難が出現した。胸部単純X線写真(a)では，両側性に肺門部優位な浸潤影を認め，軽度の心肥大も認められる。CTでは，両側上葉優位に胸膜直下をspareする地図状のすりガラス陰影，小葉内網状影が認められ，HRCTではより明瞭である(b, c)。少量の胸水貯留も認められる。薬剤性間質性肺炎や心不全が鑑別として挙げられるが，HRCTの画像所見に加え，β-D-グルカン高値（500 pg/ml以上）より，PCPと診断された。治療により一時的な改善を認めたものの，約1週間の経過で死亡した。

り，CD4 200/μlを下回った場合にPCP発症リスクが高まると報告されている[5]。非AIDS患者においては明確なリスク因子はないが，ステロイドに関してはprednisolone（PSL）換算で20 mg/日で1カ月以上投与する場合[6]や，10 mg/日以上で総投与量が700 mgを超える場合には，PCP発症リスクが高まる[7]とされ，ST合剤の予防内服が推奨されている。

発熱，呼吸困難，咳嗽，低酸素血症などの症状で発症し，画像所見の割に呼吸不全の程度が重篤なことも多い。またほかの感染症との合併例も多く，注意が必要である。

治療の第1選択はST合剤である。呼吸不全を伴う症例では，特にAIDS患者においてステロイドの併用の有効性が報告されている[8]。

●画像所見・診断

初期にはCXRで異常を指摘できないことがあり，臨床背景や症状などで肺炎の存在が疑われるようであれば，積極的にCTを施行すべきである。特にHRCT所見が画像診断上極めて重要で，典型例では両側肺門部側主体のびまん性すりガラス影が認められる[9]。胸膜下が温存されることが多い。病変部と非病変部が明瞭に境界されるモザイクパターン[8]や，すりガラス影の内部の網状影（crazy-paving appearance）[10]なども特徴的な所見で

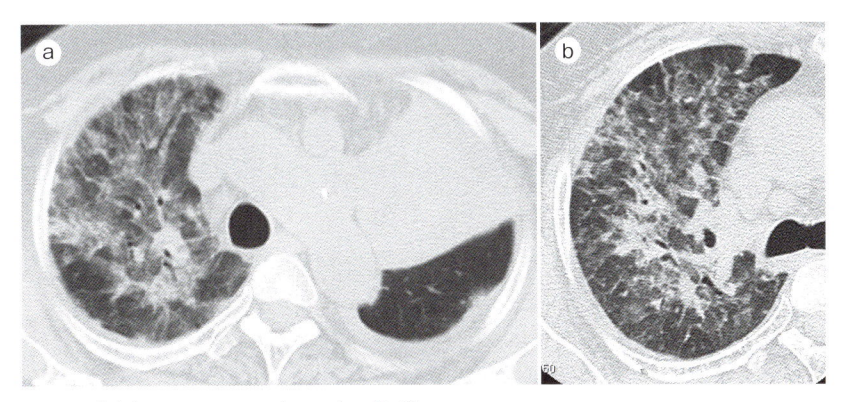

図2 症例2：ニューモシスチス肺炎
　a．CT（肺野条件，5 mm 厚），b．HRCT（1 mm 厚）。
　50歳代女性。原発性肺癌の脳転移・髄膜播種に対しステロイド投与中に，急激な呼吸困難が出現した。CT（a）では，右肺のみにモザイクパターンのすりガラス陰影を認める。HRCT（b）では，一部小葉間隔壁の肥厚やコンソリデーションを伴う。
　気管挿管後に採取した下気道検体を用いた PCR 法で，PCP と診断が確定された。本症例は左上葉〜肺門部の腫瘍のため，左肺の気流・血流が障害されており，その影響で片側性の陰影を呈したと推測される。

ある。AIDS 患者では，これら所見に加え多発性の嚢胞性病変が上葉優位にみられることがあり[9]，気胸を合併する場合もある。治療によりこれら嚢胞は軽快・消失することが多い。また，AIDS 患者に比して非 AIDS 患者の PCP では，すりガラス影にコンソリデーションを伴うことが多いと報告されている[11]。胸水や縦隔リンパ節腫大がみられることは少ない。

　鑑別疾患として，AIDS 患者では後述するサイトメガロウイルス（Cytomegalovirus：CMV）肺炎が重要である。CMV 肺炎においても，CT における両側性のすりガラス影は頻度の高い所見であり，また PCP と CMV 肺炎は合併することも多く，画像のみでの鑑別は極めて困難である。非 AIDS 患者では，原疾患や使用薬剤など患者背景に応じて，肺水腫，肺胞出血，薬剤性肺炎，間質性肺炎急性増悪，ウイルス肺炎など多様な疾患や病態が鑑別の対象となる。

　確定診断は気道検体を用いて，Grocott 染色や PCR 法により *Pneumocystis jirovecii* を確認することが原則である。喀痰に比して，気管支肺胞洗浄液検体のほうが，感度が良好とされており，呼吸状態が許せば気管支鏡での検体採取が推奨される。ただし，いずれの検査も，それのみで診断可能というわけではなく，臨床経過・画像所見，β-D-グルカン値なども参考に，総合的に診断を行う必要がある。

■肺アスペルギルス症
●総論
　アスペルギルス（*Aspergillus fumigatus*）が引き起こす肺病変は宿主の免疫状態に応じてさまざまな病態を呈し，主に①好中球減少患者などの免疫不全患者に好発し，急激な経過をたどる侵襲性肺アスペルギルス症（invasive pulmonary aspergillosis：IPA），②慢性の経過で増悪する慢性肺アスペルギルス症（chronic pulmonary aspergillosis：CPA），③アスペルギルスに対する過剰な免疫反応によ

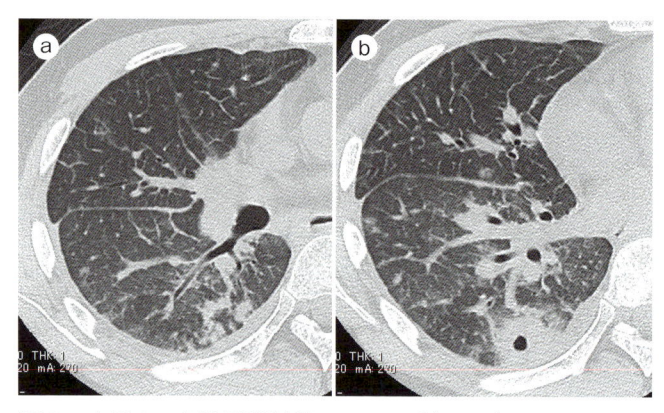

図3 症例3：血管侵襲性肺アスペルギルス症
a, b. HRCT(1 mm厚)。
10歳代後半の男性。急性リンパ球性白血病に対する化学療法中に発熱が出現した。炎症のFocus検索目的に施行したCT(a, b)で, 胸膜下に多発する結節影, 空洞を伴う腫瘤影を認め, 一部は周囲にすりガラス影を伴っていた(halo sign)。血管侵襲性肺アスペルギルス症と診断し, 治療を開始した。

り喘息様の症状を呈するアレルギー性気管支肺アスペルギルス症(allergic bronchopulmonary aspergillosis：ABPA)の3つの病態に大別される。IPAはさらに血管侵襲性と気道侵襲性の2型に分けられる。またCPAは軽度～中等度の免疫不全患者に生じ, 比較的進行の早い慢性壊死性肺アスペルギルス症(chronic necrotizing pulmonary aspergillosis：CNPA)と, 既存肺に陳旧性肺結核やCOPDなどの器質的肺病変がある患者に生じ, 進行の遅い単純性肺アスペルギローマ(simple pulmonary aspergilloma：SPA)(単一空洞にしばしばfungus ballを伴う), 慢性空洞性アスペルギルス症(chronic cavitary pulmonary aspergillosis：CCPA)(多発空洞を有する)の3つに分類されるが, CNPAとCCPAを臨床的に厳密に区別することは難しく, 両者を統合して慢性進行性肺アスペルギルス症(chronic progressive pulmonary aspergillosis：CPPA)と呼ぶこともある。本項では特に免疫不全患者において重要なIPAとCNPAについて概説する。

● **血管侵襲性アスペルギルス症**(図3)

血管侵襲性アスペルギルス症は, IPAで最も多くみられる病態で, 特に好中球が減少した患者に, 高頻度に認められる浸潤性壊死性肺炎である。真菌の菌糸が小動脈から中等度の動脈へ浸潤することによる血管閉塞により引き起こされる。CXRでは, 初期には下肺野末梢に多発性の境界不明瞭な結節影が認められ, 時間の経過とともに結節影が癒合し, 腫瘤影を呈するようになる。ただし動脈を主座とした病態であり, CXRでは異常を認めないことも多いため注意が必要である。

CTでは, 肺血管浸潤による肺梗塞のため, 胸膜下に空洞壊死を伴う腫瘤影, 浸潤影が多発する。また結節周囲に出血性梗塞を反映したすりガラス影を伴うことがあり, halo signと呼ばれる[12]。その他同様に出血性梗塞が生じることのある日和見感染症としては, 結核症, ムコール症, カンジダ症, クリプトコッカス症などが挙げられ, halo signを認めた際には鑑別疾患として考慮すべきである。また周囲に出血を伴う腫瘍性病変でも同様の所見

を呈することがある。

●気道侵襲性アスペルギルス症

気道侵襲性肺アスペルギルス症は，気道基底膜深部に病原体が浸潤することで生じ，呼吸細気管支の粘膜上皮に壊死と好中球の浸潤が起こる。CTでは主に小葉中心性の結節影を示し，tree-in-budを呈することもある[13]。また時に区域性に陰影が広がり細菌性肺炎に類似した所見を呈することもある。このような場合，免疫機能の回復とともに壊死を来し，陰影内部に空洞が生じることで，air-crescent signを伴うことがある。空洞形成のない段階ではいずれも非特異的な所見であり，画像のみでの診断は困難なことが多い。

●慢性壊死性アスペルギルス症（図4）

骨髄移植などによる著明な好中球減少状態ではなく，糖尿病，栄養失調，アルコール中毒，長期のステロイド治療などによる軽度〜中等度の免疫低下の患者に生じる。病変の進行は数カ月単位であり，semi-invasive aspergillosisとも呼ばれる[14]。肺結核や肺気腫，気管支拡張症などの肺局所の防御能が低下した既存肺病変が存在することが多い。病理学的には組織の壊死と肉芽腫性変化が認められる。CTでは主に上葉にコンソリデーションや結節影が認められ，空洞形成や胸膜肥厚を高頻度に伴う[15]。再燃肺結核との鑑別が重要[14]であるが，画像所見のみでは困難な場合も多い。

●画像診断・治療（IPAを中心に）

IPAの診断はしばしば困難を極めるが，特に好中球減少状態では致死的な経過をとる疾患であり，できる限り迅速な診断が望まれる。肺アスペルギルス症に特徴的な症状はないが，好中球減少患者においては持続する発熱のみが徴候であることが多く，それに対しCTの有用性が示されている[2)16]。特にIPAにおいては，早期にhalo signを同定し，その結果をもって抗真菌治療を開始することが生存率を向上させるとの報告もある[12]。

しかし一方で免疫不全患者においては典型的な画像所見・臨床経過を呈さない場合も多く，血清マーカーや気管支鏡による培養検体採取が重要となる。血清マーカーとしては，アスペルギルス・ガラクトマンナンとβ-D-グルカンが用いられている。いずれも特異度が比較的高いとする報告が多いが，感度は必ずしも高くない。全身状態が許せば，気管支鏡検査を積極的に検討すべきである。

IPAは，培養による確定診断がついてから治療を開始しては致死的となる場合が多く，画像所見あるいは血清マーカーにより可能性があると判断された時点で治療を開始してよい。治療の第1選択薬はボリコナゾール（voriconazole）である。

■肺クリプトコックス症（図5）

●概念

肺クリプトコックス症は，真菌である*Cryptococcus neoformans*もしくは*Cryptococcus gattii*の感染により発症する。健常人にも発症（原発性）するが，主に免疫不全者に生じる感染症（続発性）であり，特に細胞性免疫不全を来す臨床背景を有する患者において注意が必要である。肺クリプトコックス症は無症候であることも多いが，一般に亜急性に進行する咳嗽，胸痛，微熱などを呈する。時に急性呼吸不全に至ることもあり，注意が必要である。また，AIDSの肺クリプトコックス症では，診断時に90％以上が中枢神経合併症を有するとされ[17]，免疫不全患者においては神経症状の有無によらず，中枢神経への播

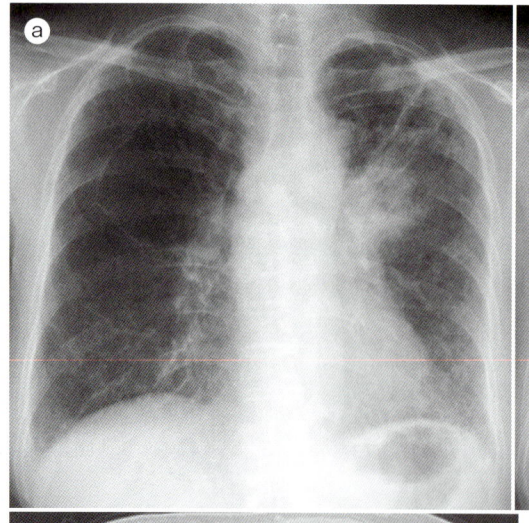

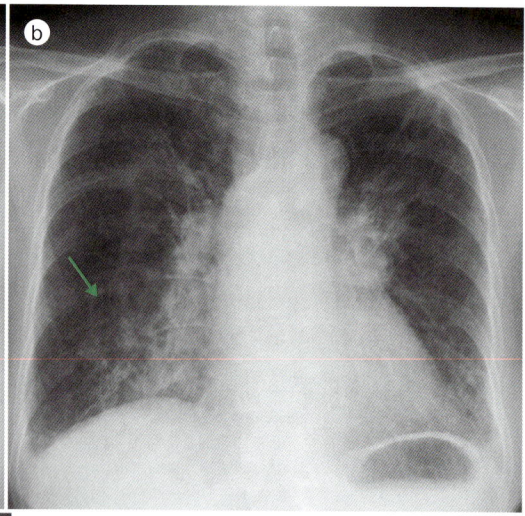

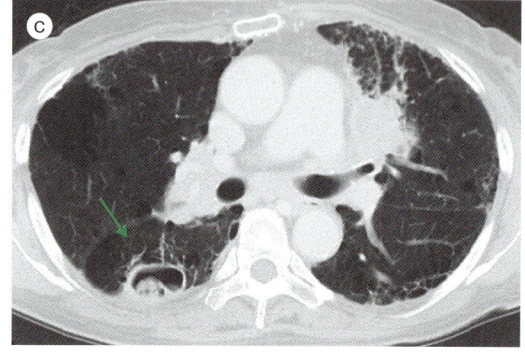

図4　慢性壊死性肺アスペルギルス症
a. 胸部単純X線写真（治療前），b. 胸部単純X線写真（治療中），c. CT（肺野条件，5mm厚）。
特発性肺線維症合併肺癌（左肺上葉原発）に対し，化学療法中の60歳代女性。CXRで，左上肺野の原発巣は縮小しているが，対側下肺野に浸潤影が出現した（a：化学療法前，b：化学療法中）。CTで，右B⁶に内部にfungus ballと思われる構造を有する，壁が比較的均一な薄壁空洞を認める（c）。気管支鏡検査で慢性壊死性肺アスペルギルス症と確定診断された。

種の可能性を考慮する必要がある。治療は患者背景により異なるが，おおまかに示すと肺病変のみの比較的軽症例においてはフルコナゾール（fluconazole）を，重症例あるいは髄膜炎合併例ではアムホテリシンBリポソーム製剤（liposomal amphotericin B）あるいはamphotericin Bを中心とした抗真菌薬治療が検討される。

● 画像所見

CTでは，孤立性結節影，多発結節影，浸潤影，コンソリデーションなど多彩な所見を呈する。主病変は下葉に多く，また同一肺葉内に多発する傾向があるとの報告もある[18]。原発性肺クリプトコックス症では，孤立・多発結節影が主体であることが多いが，続発性では浸潤影やすりガラス影の出現頻度が高いとされる[17]。ただし続発性であっても，原疾患によって画像所見に差異がある可能性が示唆されており，AIDS患者のCXRでは網状，網状結節影が高頻度で，すりガラス影なども認められるとされる[19]。非AIDSの免疫不全患者では，CTで結節影は高頻度で認められるものの，網状影はまれと報告されている[20]。結節影を呈する場合，孤立性では肺癌との鑑別が困難であり，多発する場合には肺結核との鑑別が必要となる場合がある。小葉中心性結節，tree-in-budといった肺結核でよく認められるCT所見が乏しい点が鑑別のポイントとなる[21]。

ほかの感染症と同様に肺クリプトコックス

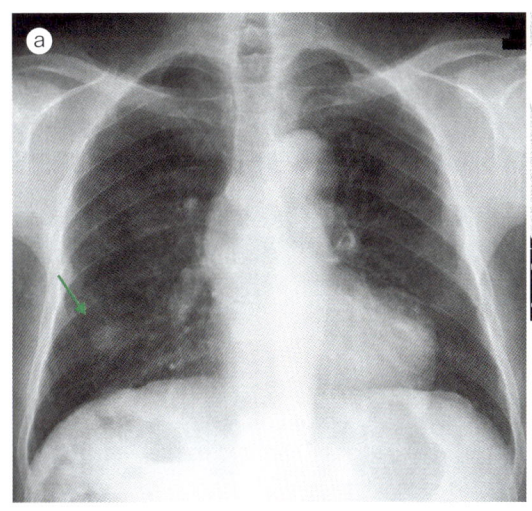

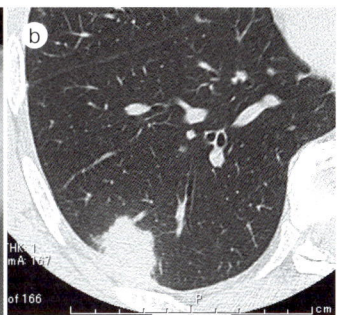

図5 肺クリプトコックス症
a. 胸部単純X線写真, b. HRCT(1 mm厚)。
60歳代男性。肝門部胆管癌術後の経過観察中のCTで、右肺下葉S⁹胸膜直下に境界やや不明瞭な充実性結節が出現した(b)。胸膜陥入像は乏しく、器質化肺炎、限局性肺炎、胆管癌の肺転移などが鑑別として考えられた。経過からは、原発性肺癌は否定的であった。CTガイド下生検で、肺クリプトコックス症と診断された。

症を画像所見のみで確定診断することは困難であり、培養や検鏡で菌体の証明が必要である。特に免疫不全患者においては、画像的に非典型的であっても、肺クリプトコックス症を鑑別の一つとして考慮しておくことが重要と思われる。

ウイルス感染症

■サイトメガロウイルス肺炎
●概念

CMVは、ヘルペスウイルス科に属するDNAウイルスである。成人における既感染率は高く(抗体保有率90％以上)、一度感染したCMVは生涯にわたり潜伏感染している。感染臓器は広汎で、宿主の免疫不全が生じると、再活性化を来す。CMV感染症の危険因子は高度の細胞性免疫不全であり、臓器移植患者やAIDS患者、免疫抑制薬投与中の患者などがハイリスクであるが、近年の治療・管理の進歩により、その発症率は低下傾向にあるとされる。潜伏臓器が多彩であることから、感染症状を呈する臓器も多彩であり、肺炎のほか、胃腸炎、網膜炎、髄膜炎、脳炎などを来し重症化することがあり、早期診断・早期治療が重要である。CMV肺炎の症状は、発熱、乾性咳嗽、息切れなど非特異的である。治療としては、ガンシクロビル(ganciclovir)やホスカルネット(foscarnet)が標準的治療薬とされる。

●画像所見・診断

CMV肺炎の典型例は、両側に広がるびまん性すりガラス影であるが、多発粒状・結節影、コンソリデーションが主体であることもある。これらが単独でみられることは少なく、混在する所見を呈することが多い。また陰影は両側性であることが多い[22)〜24)]。前述

のようにCMV肺炎は全身感染症の一症候であり，気道感染ではないため，陰影の分布は非区域性であり，粒状影・結節影は小葉中心性分布，ランダム分布のいずれのパターンもあり得る。またhalo signを伴う場合もある[23]。鑑別としてはPCPが重要であるものの，混合感染例も少なくなく，画像所見のみでの鑑別は困難を極めるが，CMV肺炎では小結節を伴う境界不鮮明なすりガラス陰影が下肺野優位にみられ，早期よりコンソリデーションを伴いやすいのに対し，PCPではモザイクパターンを伴ったすりガラス陰影が上肺野優位にみられることが特徴との報告もある[25]。その他多発結節影が主体のパターンでは，粟粒結核や真菌症との鑑別が必要となる。また感染症以外にも，肺水腫や薬剤性肺炎も鑑別として重要である。

確定診断には，気管支肺胞洗浄液からのCMVの分離や，肺生検組織での特徴的な所見の同定が必要である。また近年では，末梢血を検体とし，白血球中のCMV抗原陽性細胞数をカウントすることで，CMV血症を半定量的に評価するアンチゲネミア法の有用性も報告されている。

抗酸菌感染症

■結核症（図6）

結核症は結核菌（*Mycobacterium tuberculosis*）の感染によって引き起こされる伝染性疾患である。日常臨床でも遭遇する頻度が比較的高い疾患で，免疫不全患者，特に細胞性免疫不全患者はハイリスク例であり，注意を払う必要がある。

結核症の画像所見は多彩であるが，その理由の一つとして，病変が菌の生体への直接障害ではなく，生体との細胞性免疫応答の中で徐々に形成されていくことが挙げられる。細胞性免疫不全患者では，免疫防御メカニズムの破綻により十分な免疫応答が生じないため，非典型的な画像所見を示すことが多い。

免疫不全患者における結核症は，粟粒結核や結核性リンパ節炎などの肺外結核を呈することが多い[26]。肺病変を呈する際の画像所見は，原疾患ごとに差異があり，糖尿病患者では非区域性の分布や，多発空洞影がみられ，下葉優位の分布を示すことが多い[27)28]。全身性エリテマトーデス（systemic lupus erythematosus：SLE）患者においては，細胞性免疫不全により空洞形成が少ない点や，散在性のコンソリデーションを呈する点が特徴とされる[29]。AIDSにおける結核症では，CD4陽性リンパ球数により画像所見が異なる傾向があり，CD4リンパ球数が200/μl以上では比較的典型的な肺結核の像を呈することが多いが，200/μlを下回ると，空洞形成の頻度が減少し，結核性リンパ節炎などの肺外結核の頻度が高くなる[26]。

■非結核性抗酸菌症

結核菌群とらい菌を除く抗酸菌が，非結核性抗酸菌（nontuberculous mycobacteria：NTM）と呼ばれる。主な感染臓器は肺であり，既存肺に慢性閉塞性肺疾患のような疾患を有する場合に好発する結核類似の肺尖部空洞病変として発症するタイプ（結核類似型），健常中高年女性に好発する中葉・舌区に気管支拡張を伴う多発結節性病変として発症するタイプ（中葉舌区型），温水浴槽などによりエアゾール化したNTMの吸入により，急性〜亜急性に両側びまん性陰影を呈するhot tub

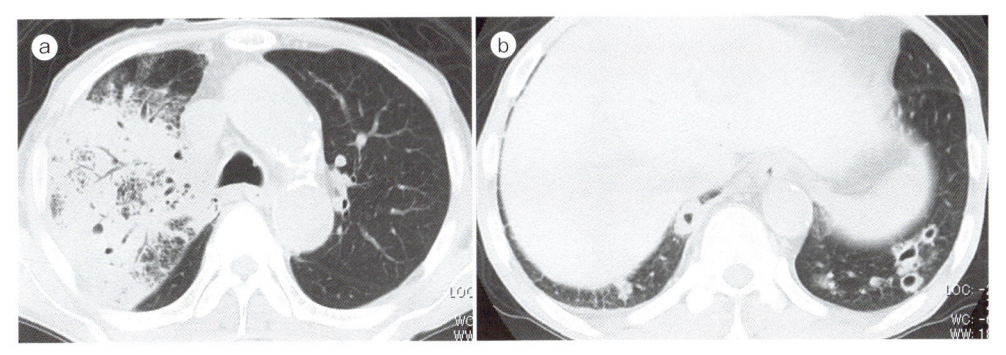

図6　肺結核症
　a, b. CT（肺野条件，5 mm 厚）。
　60歳代男性。下咽頭癌・食道癌に対する放射線化学療法後，DTX による化学療法中，発熱・咳嗽・喀痰と呼吸困難で発症した，発熱性好中球減少症。CXR では右上肺野に浸潤を認めた。
　CT では，右上葉のエアー・ブロンコグラムを伴う広汎なコンソリデーション（a）と，両下葉に空洞を伴う結節影を認めた（b）。喀痰からの PCR で，肺結核症と確定診断されたが，本症例は，元来左上葉に結核瘢痕が認められており，繰り返し行われた化学療法による極度の免疫能低下で，肺結核症が再燃したと考えられた。

lung と呼ばれるタイプ（過敏性肺臓炎型）などの肺病変を認める。さらに免疫不全を来す基礎疾患を有する患者では全身播種性感染を来す可能性があるが，そのほとんどが AIDS 患者であり，90％以上は *Mycobacterium avium* complex（MAC）によるとされる。また近年では，生物学的製剤で加療中の関節リウマチ患者における NTM 症が問題となっている。これは生物学的製剤の使用が NTM 症の合併リスクを高めるだけでなく，肺 NTM 症の典型所見である結節影や分枝状陰影，気管支拡張所見などは，関節リウマチの肺病変でも特徴的に認められる所見であり[30]，画像上の鑑別がほぼ不可能であると考えられる。そのため，関節リウマチにおける効率的かつ確実な NTM 症のスクリーニング・モニタリング戦略の確立が望まれる。

細菌感染症

■市中肺炎

免疫不全患者の胸部画像を読影する際は，ここまで述べてきたような PCP，真菌，CMV のような免疫不全患者特有の感染症の可能性を考慮することは極めて重要であるが，その際にピットフォールとなりがちなのが，一般市中肺炎である。免疫不全は市中肺炎のリスクファクターであり，健常人の市中肺炎でよくみられる肺炎球菌やインフルエンザ桿菌，モラクセラ・カタラーリスといった病原菌は同様に頻度が高い。特に，外来経過観察中に発生した肺炎では念頭におく必要がある。ただし，免疫不全患者の市中肺炎では，臨床経過が非典型的になることが多いとされ，発熱・気道症状に乏しい場合や，適切な治療にもかかわらず肺炎の改善が不十分な場合があり[4]，注意が必要である。

おわりに

免疫不全患者における呼吸器感染症につき，画像所見を中心に概説した。ここまで述べてきたように，免疫不全患者の呼吸器感染症では，症状や画像所見が非典型的な場合が

多いことに留意が必要であり，早期のCT検査を考慮し，HRCTで鑑別を進めていくとともに，可能例では気管支鏡検査による細菌学的・病理学的疾患の証明を積極的に試みることも重要と思われる。ただしそのためには，HRCTである程度鑑別疾患を絞り込んでおく必要がある。

● 文献

1) Heussel CP, Kauczor HU, Hessel G, et al. Early detection of pneumonia in febrile neutropenic patients：use of thin-section CT. AJR Am J Roentgenol 1997；169：1347-53.
2) 青木 眞．レジデントのための感染症診療マニュアル，第2版．東京：医学書院．2007.
3) 大曲貴夫，倉井華子，沖中敬二，ほか．がん患者の感染症診療マニュアル，改訂2版．東京：南山堂，2012.
4) 大曲貴夫，上田晃弘，藤田直樹，ほか．免疫不全者の呼吸器感染症．東京：南山堂，2011.
5) Phair J, Munoz A, Detels R, et al. The risk of Pneumocystis carinii pneumonia among men infected with human immunodeficiency virus type 1. Multicenter AIDS Cohort Study Group. N Engl J Med 1990；322：161-5.
6) Worth LJ, Dooley MJ, Seymour JF, et al. An analysis of the utilisation of chemoprophylaxis against *Pneumocystis jirovecii* pneumonia in patients with malignancy receiving corticosteroid therapy at a cancer hospital. Br J Cancer 2005；92：867-72.
7) Stuck AE, Minder CE, Frey FJ. Risk of infectious complications in patients taking glucocorticosteroids. Rev Infect Dis 1989；11：954-63.
8) Consensus statement on the use of corcicosteroids as adjunctive therapy for pneumocystis pneumonia in the acquired immunodeficiency syndrome. The National Institutes of Health-University of California Expert Panel for Corticosteroids as Adjunctive Therapy for Pneumocystis Pneumonia. N Engl J Med 1990；323：1500-4.
9) Reittner P, Ward S, Heyneman L, et al. Pneumonia：high-resolution CT findings in 114 patients. Eur Radiol 2003；13：515-21.
10) Rossi SE, Erasmus JJ, Volpacchio M, et al. "Crazy-paving" pattern at thin-section CT of the lungs：radiologic-pathologic overview. Radiographics 2003；23：1509-19.
11) Tasaka S, Tokuda H, Sakai F, et al. Comparison of clinical and radiological features of pneumocystis pneumonia between malignancy cases and acquired immunodeficiency syndrome cases：a multicenter study. Intern Med 2010；49：273-81.
12) Greene RE, Schlamm HT, Oestmann JW, et al. Imaging findings in acute invasive pulmonary aspergillosis：clinical significance of the halo sign. Clin Infect Dis 207；44：373-9.
13) Franquet T, Muller NL, Oikonomou A, et al. Aspergillus infection of the airways：computed tomography and pathologic findings. J Comput Assist Tomogr 2004；28：10-6.
14) Franquet T, Muller NL, Gimenez A, et al. Semiinvasive pulmonary aspergillosis in chronic obstructive pulmonary disease：radiologic and pathologic findings in nine patients. AJR Am J Roentgenol 2000；174：51-6.
15) Franquet T, Gimenez A, Hidalgo A, et al. Imaging of opportunistic fungal infections in immunocompromised patient. Eur J Radiol 2004；51：130-8.
16) Caillot D, Couaillier JF, Bernard A, et al. Increasing volume and changing characteristics of invasive pulmonary aspergillosis on sequential thoracic computed tomography scans in patients with neutropenia. J Clin Oncol 2001；19：253-9.
17) Chayakulkeeree M, Perfect JR. Cryprococcosis. Infect Dis Clin North Am 2006；20：507-44.
18) 芦澤和人，筒井 伸，山口哲治，ほか．肺クリプトコッカス症のCT所見：60症例の解析．臨放 2006；51：91-5.
19) Cameron ML, Bartlett JA, Gallis HA, et al. Manifestations of pulmonary cryptococcosis in patients with acquired immunodeficiency syndrome. Rev Infect Dis 1991；13：64-7.
20) Zinck SE, Leung AN, Frost M, et al. Pulmonary cryptococcosis：CT and pathologic findings. J Comput Assist Tomogr 2002；26：330-4.
21) Murayama S, Sakai S, Soeda H, et al. Pulmonary cryptococcosis in immunocompetent patients：HRCT characteristics. Clin Imaging 2004；28：191-5.
22) Horger MS, Pfannenberg C, Einsele H, et al. Cytomegalovirus pneumonia after stem cell transplantation：correlation of CT findings with clinical outcome in 30 patients. AJR Am J Roentgenol 2006；187：W636-43.
23) Franquet T, Lee KS, Muller NL. Thin-section CT in 32 immunocompromised patients with cytomegalovirus pneumonia who do not have AIDS. AJR Am J Roentgenol 2003；181：1059-63.
24) Escuissato DL, Gasparetto EL, Marchiori E, et al. Pulmonary infections after bone marrow transplantation：high-resolution CT findings in 111 patients. AJR Am J Roentgenol 2005；185：608-15.

25) Vogel MN, Brodoefel H, Hierl T, et al. Differences and similarities of cytomegalovirus and pneumocystis pneumonia in HIV-negative immunocompromised patients thin section CT morphology in the early phase of the disease. Br J Radiol 2007 ; 80 : 516-23.
26) Jeong YJ, Lee KS. Pulmonary tuberculosis : up-to-date imaging and management. AJR Am J Roentgenol 2008 ; 191 : 834-44.
27) Ikezoe J, Takeuchi N, Johkoh T, et al. CT appearance of pulmonary tuberculosis in diabetic and immunocompromised patients : comparison with patients who had no underlying disease. AJR Am J Roentgenol 1992 ; 159 : 1175-9.
28) Perez-Guzman C, Torres-Cruz A, Villarreal-Velarde H, et al. Atypical radiological images of pulmonary tuberculosis in 192 diabetic patients : a comparative study. Int J Tuberc Lung Dis 2001 ; 5 : 455-61.
29) Kim HY, Im JG, Lee JK, et al. Pulmonary tuberculosis in patients with systematic lupus erythematosus. AJR Am J Roentgenol 1999 ; 173 : 1639-42.
30) Mori S, Tokuda H, Sakai F, et al. Radiological features and therapeutic responses of pulmonary nontuberculous mycobacterial disease in rheumatoid arthritis patients receiving biological agents : a retrospective multicenter study in Japan. Mod Rheumatol 2012 ; 22 : 727-37.

14 肺感染症の画像診断あれこれ

黒﨑敦子

はじめに

 感染症とは，病原体が生体内へ一定量侵入し増殖する（感染）ことで，宿主の生体機能の障害やなんらかの症状が出現する状態である。病原体の種類としては，①ウイルス，②細菌，③リケッチア，④マイコプラズマ，⑤真菌，⑥寄生虫，⑦原虫，⑧異常プリオンがあり，これら病原が産生する多糖体，蛋白分解酵素，外毒素，内毒素が病原性の直接の組織障害のほかに，細胞性あるいは液性免疫という免疫応答による障害がある。

 画像診断としては，感染症か否か，鑑別疾患がいくつかある場合にはその鑑別点，病原体は何か，今後の進展はどう予測されるか，治療反応性の画像的評価，などが求められる。正しい診断には，画像のみでなく，患者の臨床情報（性，年齢，急性・亜急性・慢性などの経過，主訴のほかに，理学的所見，血清学的所見，場合によっては，環境，職業歴，遺伝歴，成育歴など）が非常に有用になる。画像診断医としては，主治医と画像診断医の往復書簡ともいえる読影依頼書への臨床情報の記載をお願いし，情報の共有を図っていきたいと常日頃感じている。画像を一目見れば病原体を疑うことのできる疾患，患者の状態を知らなければ画像診断が難しい病態，背景肺／既存肺病変の存在のために典型的画像所見を呈さない場合について述べる。

特徴的な画像を呈する感染症

 感染病原体を画像から疑うことのできる疾患の例として，結核とマイコプラズマ肺炎を挙げる。それぞれ，疾患の場とその病態ないしは組織学的所見が，画像所見（特に HRCT）と一致しており，画像を一目見て疾患を確定できる所見がある。

■結核（*Mycobacterium tuberculosis*）（図1）

 活動性肺結核（二次結核症）は，再感染あるいは内因性再燃による結核菌の気道性散布により滲出性病変が生じ，さらに乾酪性肉芽腫性病変が形成される病態である。画像所見は，酸素分圧が高い S^1，S^2，S^{1+2}，S^6 に，小葉中心性小結節，tree-in-bud appearance，細葉中心性陰影，気管支壁肥厚，気管支内充填

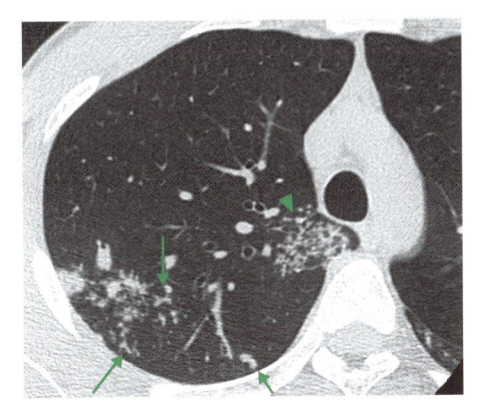

図1 結核
右上葉 S¹ から S² にかけて，Y字状，V字状の分岐状病変（tree-in-bud appearance）（→）や小結節の集簇像（cluster of nodules）（▶）がみられる。

物，空洞などが典型的とされており，特にtree-in-bud appearance は呼吸細気管支以下の乾酪壊死物質を表している所見なので，結核に特異的とはいえないが重要な画像所見である。境界明瞭な小結節の集簇は，サルコイドーシスの sarcoid galaxy sign[1]に似た所見を取り得るが，同時に tree-in-bud appearance を観察できるときには結核の可能性が高くなる[2]。

■マイコプラズマ肺炎（*Mycoplasma pneumoniae*）（図2）

マイコプラズマは長径2μm，太さ0.1〜0.22μmと細長く，片方の極に形成される膜突起の細胞接着器官（Tip 構造）が，何かの表面に接着し一定方向に滑走するという性質を持っているため，経気道的に侵入し気管支上皮に達すると，そのまま滑走して線毛上皮に付着する[3]。

菌自体による直接反応（上皮細胞の線毛運動障害，線毛の消失，粘膜上皮の破壊）が生じるとともに，菌体表面を覆う多種のリポ蛋白により自然免疫反応とインターロイキンを介した獲得免疫反応が惹起される。田中ら[4]によると，組織学的所見を反映した HRCT 所見として① 気管支壁肥厚75％（気管支肺動脈周囲間質におけるリンパ球，形質細胞などの炎症細胞浸潤による），② 細気管支陰影に連続する細葉，小葉中心性の粒状陰影65％（細気管支壁への炎症細胞浸潤と肺胞道から肺胞へのマクロファージの集積），③ air-bronchogram を伴う浸潤影66％（肺胞腔内への好中球や浸出液の浸潤）がみられる。青年期では時に重症化し急性呼吸窮迫症候群（acute respiratory distress syndrome：ARDS）を併発することもある（後述）。

免疫反応と画像について

患者の状態を知らなければ画像診断が難しい病態として，免疫反応による画像の悪化・修飾がある。

■免疫再構築症候群（immune reconstitution inflammatory syndrome：IRIS）（図3）

類義語として，immune reconstitution syndrome（IRS），immune reconstitution disease（IRD），immune restoration disease（IRD），paradoxical reactions がある。

ヒト免疫不全ウイルス（human immunodeficiency virus：HIV）感染症に治療（anti-retroviral therapy：ART）を開始し，血中 HIV ウイルス量の減少と CD4 数の上昇，免疫機能の回復に伴い，臨床症状や画像所見が一過性に増悪する例がある。体内に存在している病原に対し，回復（再構築）された免疫機能が反応することで，炎症反応が増悪することの現

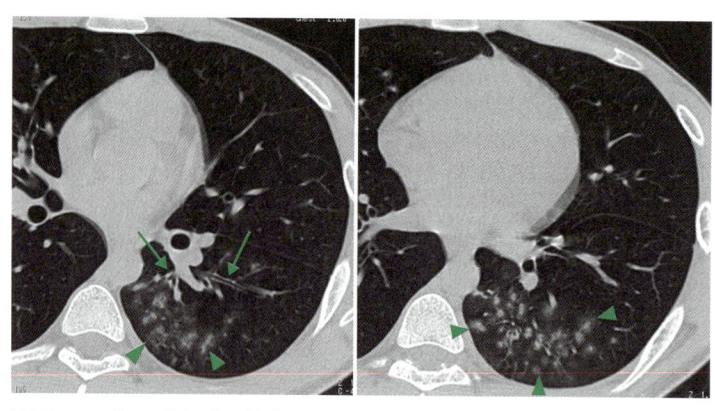

図2 マイコプラズマ肺炎
左下葉 S^6 を中心として気管支血管束肥厚(→),小葉・細葉中心性の境界不鮮明な結節影(▶)がみられる。

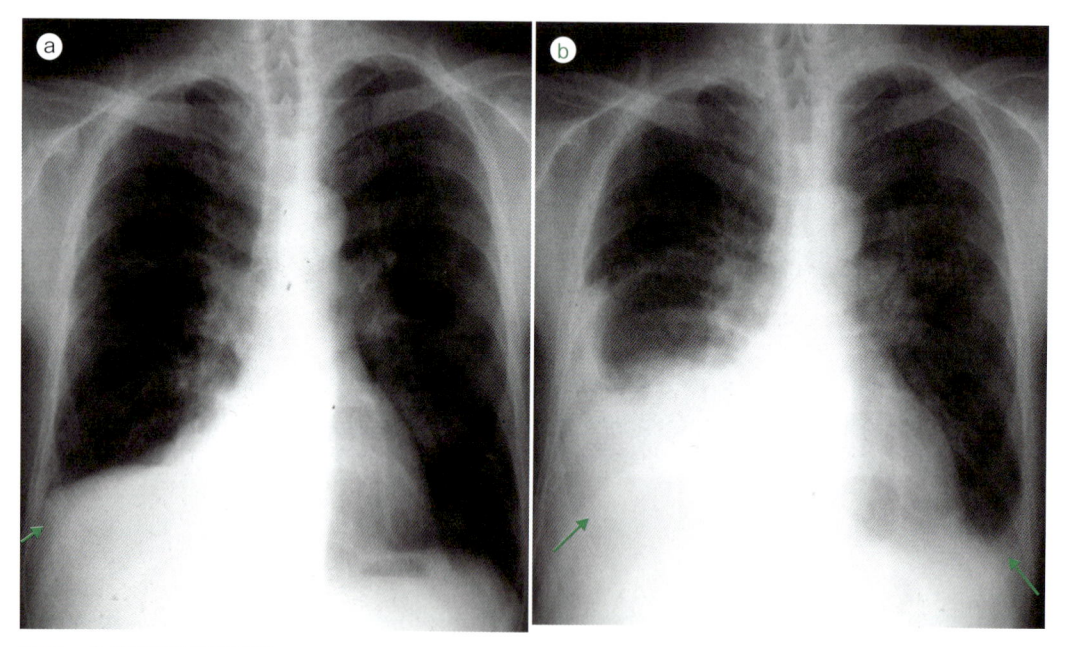

図3 免疫再構築症候群
初診時(a),AIDS＋粟粒結核＋右胸水(→)＋カポジ肉腫と判明,CD4 陽性 T リンパ球は 52/μl であった。抗結核薬投与後に ART 療法を行ったところ,両側胸水は増加(b)(→)し,免疫再構築症候群と診断された。ステロイド投与後,陰影は消退している。
(国立病院機構東京病院呼吸器科・永井英明先生のご厚意による)

れであると考えられている[5]。治療前 CD4 数が低値(＜50 cells/μl)の場合,特に頻度が高いとされている。ART 治療開始後8週未満の報告が多い。

■**初期悪化(initial aggravation;paradoxical reaction, paradoxical progression)(図4)**

1978 年,浦上[6]により提唱された概念で,『新しい結核用語辞典』[7]によれば,「肺結核の

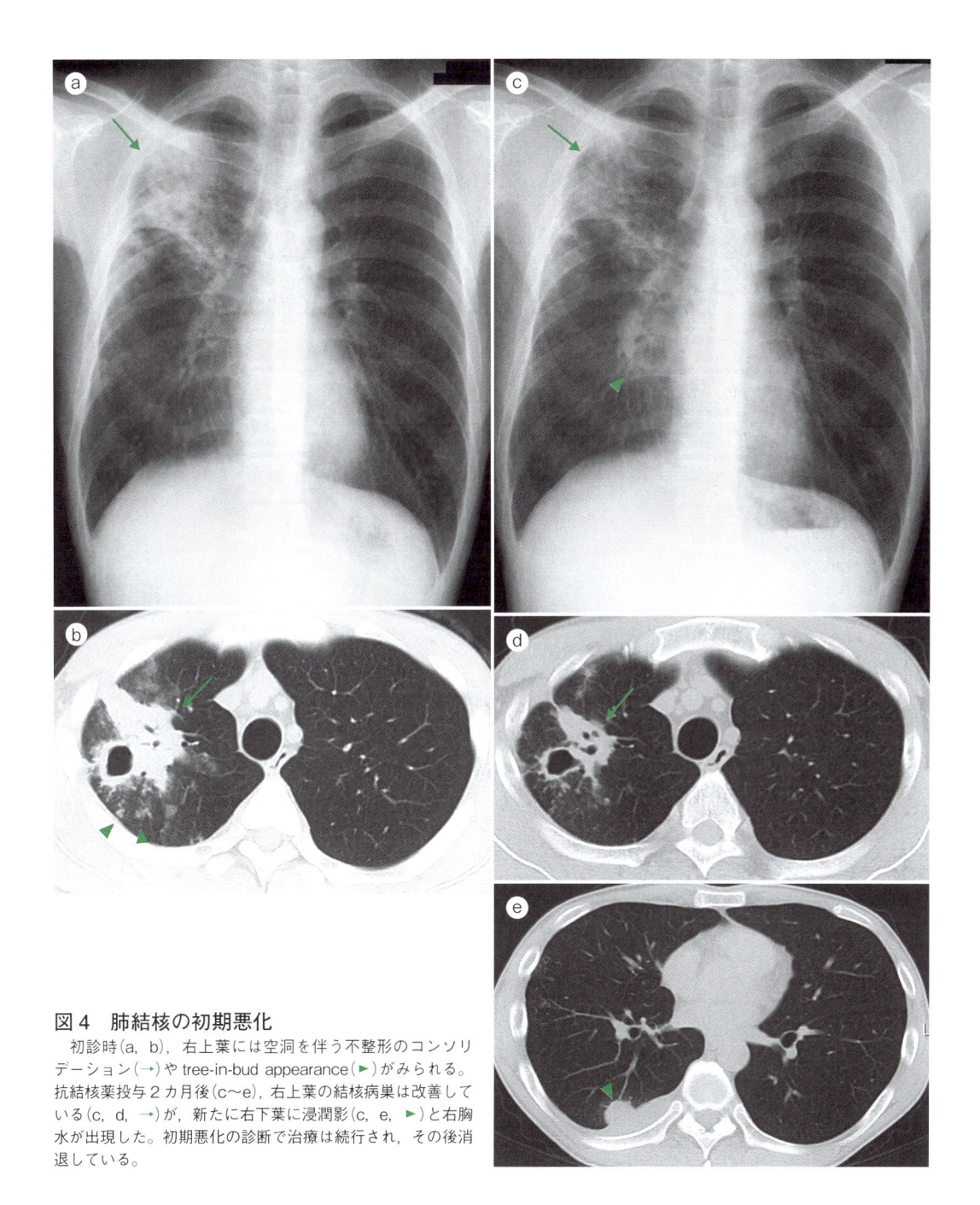

図4 肺結核の初期悪化
　初診時(a, b), 右上葉には空洞を伴う不整形のコンソリデーション(→)やtree-in-bud appearance(▶)がみられる。抗結核薬投与2カ月後(c〜e), 右上葉の結核病巣は改善している(c, d, →)が, 新たに右下葉に浸潤影(c, e, ▶)と右胸水が出現した。初期悪化の診断で治療は続行され, その後消退している。

　治療開始後, 喀痰中の結核菌は減少あるいは陰性化しているにもかかわらず, 胸部X線写真上陰影の増大, 新陰影出現, 胸水の出現, 縦隔あるいは頸部リンパ節の腫脹・増大などの所見がみられる現象をいう。初回治療患者にRFPを含む化学療法中, ときにみられ, 発現時期は治療開始後3カ月以内が多い。強力な化学療法により, 急激に死滅した大量の結核菌の菌体に対する局所のアレルギーによるとの考えが支持されている。通常, 同じ化学

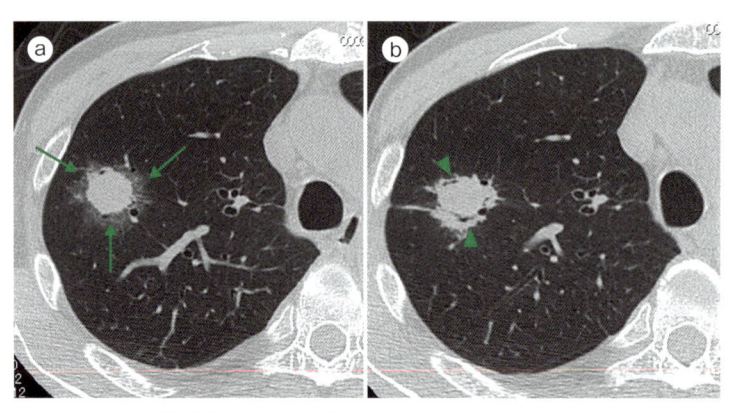

図5 血管侵襲性肺アスペルギルス症のCT halo signとair crescent sign

MDS＋ALLで臍帯血移植後day 26に右上葉にCT halo sign(→)を伴う結節様のコンソリデーションが出現し，IPAと診断された(a)。day 58好中球改善後，コンソリデーション内部にair crescent sign(▶)が生じている(b)。
(虎の門病院・谷口修一先生のご厚意による)

療法の継続で3～6カ月後に改善をみる。組織像は被包乾酪性肺炎と乾酪物質吸引による肉芽腫性病変にまとめられる」とされている。組織学的には類上皮細胞肉芽腫，非特異的気管支炎，器質化肺炎に似た肺胞内器質化の報告がある[8)～10)]。初期悪化の画像的特徴として，審良ら[11)]は，初期悪化13例中8例では初期病変の融合，拡大と周囲に広範なすりガラス状影が認められ，13例中5例で初期病変とは離れたところにすりガラス状影やコンソリデーションが主に胸膜直下に出現したとしている。

■air crescent sign（図5）

血管侵襲性肺アスペルギルス症(angio-invasive pulmonary aspergillosos)では，病原体の小動脈への浸潤と血栓形成により，出血性梗塞が起こる。この時画像では，胸膜直下の浸潤影とその周囲のすりガラス影がみられ，CT halo sign（図5a）という。治療により回復した好中球に病変部は吸収されると，浸潤影の縮小と内部にair crescent signが出現する。したがって，air crescent signは治療反応性および予後が良好という指標となる[12)13)]。なお，meniscus sign[14)]（Monod's sign[15)]ともいわれる）は，空洞内に真菌球が存在するためにみられる三日月状のガス濃度を指しており，体位変換時，真菌球の移動に伴い形が変化する。用語の混同を避けたい。

■マイコプラズマ劇症型（図6）

基礎疾患のない若年者に重症のマイコプラズマ肺炎がみられ，ARDSを呈することがある。Miyashitaら[16)]は，入院したマイコプラズマ肺炎227例中13例がARDSのためICUでの管理が必要であった，かついずれもステロイド投与により改善したと報告している。重症化には，*M. pneumoniae*感染によるサイトカインの活性化が起こり続発する腸管壁透過性亢進のため，エンドトキシンが腸管から門脈へ流入することによる高エンドトキシン血症が関与しているのではないかと考えられている[17)]。

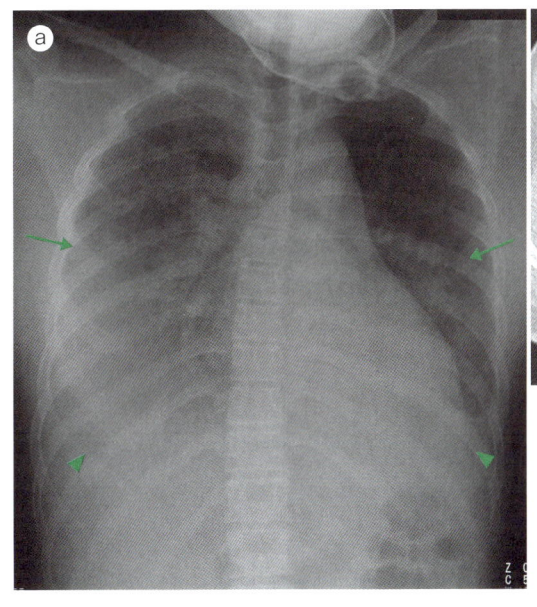

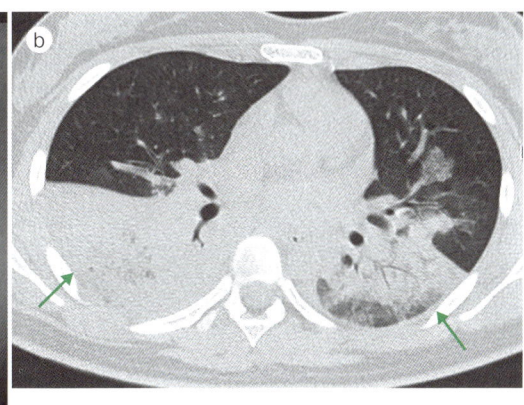

図6 重症マイコプラズマ肺炎
　胸部単純X線写真(a), 肺野条件CT(b)両側中から下肺野にかけて浸潤影(→)が広がり, 両側胸水貯留(▶), 縦隔・肺門リンパ節腫大を伴う。

既存肺病変と感染症

　背景肺/既存肺病変に新たな病変が重なったときに, 感染症や癌としての特徴的な所見を呈さないことも多く, 画像からの鑑別が難しくなる。COPD＋結核(図7), 間質性肺炎＋結核(図8), 間質性肺炎＋癌(図9)を示す。

図7　肺気腫＋結核
　両側上葉には気腫によるlow attenuation areaが散在し, 右上葉には不整形のコンソリデーション(→)がある。小葉中心性小結節やtree-in-bud appearanceなど結核に特徴的な所見はなく, コンソリデーション気腫のためswiss cheese apearanceを呈している。
(虎の門病院・岸一馬先生のご厚意による)

まとめ

　感染症の画像診断について述べた。特異的な所見を呈し画像から診断可能な病変として結核, マイコプラズマ肺炎の症例を提示した。病変の場を画像がよく反映しているといえる。ただし宿主の免疫状態や既存肺の状態によっては非特異的所見を呈することがあるので, 患者情報を十分把握したうえでの診断が大切である。

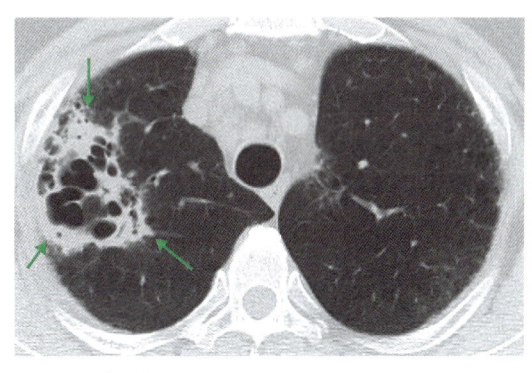

●文献
1) Nakatsu M, Hatabu H, Morikawa K, et al. Large coalescent parenchymal nodules in pulmonary sarcoidosis: "sarcoid galaxy" sign. AJR Am J Roentgenol 2002; 178: 1389-93.
2) Heo JN, Choi YW, Jeon SC, et al. Pulmonary tuberculosis: another disease showing clusters of small nodules. AJR Am J Roentgenol 2005; 184: 639-42.
3) 宮本真人. マイコプラズマの滑走運動: 新たな生体運動メカニズム. 蛋白質核酸酵素 2005; 50: 239-45.

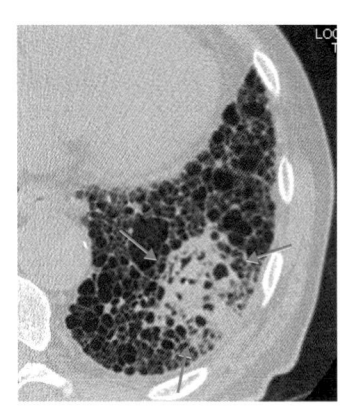

図 8 間質性肺炎＋結核
左下葉の蜂巣肺に重なって不整形のコンソリデーション（→）がある。結核に特徴的な所見はない。
（虎の門病院・岸一馬先生のご厚意による）

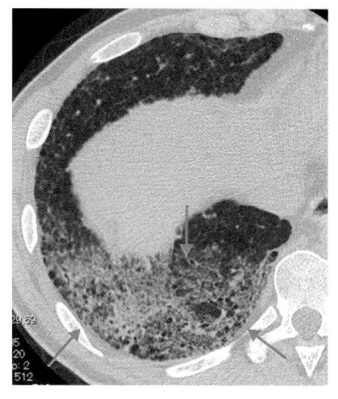

図 9 間質性肺炎＋粘液産生性浸潤癌
non-UIP パターンの間質性肺炎に境界不鮮明な不整形のすりガラス影（→）が出現した。粘液産生性腺癌であったが，感染症や間質性肺炎の急性増悪との鑑別は難しい。
（虎の門病院・岸一馬先生のご厚意による）

4) 田中裕士，阿部庄作，田村 弘．マイコプラズマ肺炎の画像診断：特に CT 像について．日マイコプラズマ会誌 1997；24：85-8.
5) 日本結核病学会用語委員会，編．免疫再構築症候群．新しい結核用語辞典．東京：南江堂，2008：109.
6) 浦上栄一．第 57 回総会シンポジウム 結核の悪化 3．鑑別診断 a) 初期悪化．結核 1982；57：544-8.
7) 日本結核病学会用語委員会，編．初期悪化．新しい結核用語辞典．東京：南江堂，2008：64-5.
8) 濱田 薫，玉置伸二，徳山 猛，ほか．肺結核化学療法早期にみられる陰影増大，いわゆる初期悪化の組織学的検討．呼吸 1997；16：949-53.
9) 中園智昭．肺結核の初回化学療法中および終了後にみられた X 線陰影の増加について．結核 1992；67：449-56.
10) 蛸井浩行，角田義弥，林 士元，ほか．標準治療後，管内性進展による死菌播種から肺胞腔内器質化をきたした気管支結核の 1 例．日呼吸誌 2013；2：401-4.
11) 審良正則．第 85 回総会ミニシンポジウム Ⅰ．抗結核薬の副作用対策 3．薬剤性肺炎，初期悪化，真の悪化の画像所見結核，初期悪化．結核 2011；86：96-8.
12) Curtis AMeS, Smith GJW, Ravin CE. Air crescent sign of invasive aspergillosis. Radiology 1979；133：17-21.
13) Abramson S. The air crescent sign. Radiology 2001；218：230-2.
14) Weens HS, Edgar A, Thompson EA. The pulmonary air meniscus. Radiology 1950；54：700-5.
15) Pesle GD, Monod O. Bronchiectasis due to aspergilloma. Dis Chest 1954；25：172-83.
16) Miyashita N, Obase Y, Ouchi K, et al. Clinical features of severe Mycoplasma pneumoniae pneumonia in adults admitted to an intensive care unit. J Med Microbiol 2007；56：1625-9.
17) 河本真由美，大下祐一，吉田 博，ほか．低酸素血症を認めたマイコプラズマ細気管支炎の 2 例．感染症誌 2000；74：259-63.

索引

英文

ABPA　51
acute exacerbation of chronic interstitial pneumonia　27
acute interstitial pneumonia（AIP）　37
acute respiratory distress syndrome（ARDS）　22, 27, 37
air crescent sign　89, 120
allergic bronchopulmonary aspergillosis（ABPA）　50
bulging fissure sign　5
Chlamydia pneumoniae　24
Chlamydia psittaci　24
chronic pulmonary aspergillosis（CPA）　50, 53, 107
consolidation　44
CPPA　54
cryptogenic organizing pneumonia（COP）　26, 37
diffuse alveolar damage（DAD）　27, 40
diffuse aspiration bronchiolitis（DAB）　26
dirofilariasis　101
echinococcosis　101
ground-glass opacities（GGO）　17, 44
Haemophilus influenzae　13
halo sign（HS）　87
Hamman-Rich 症候群　37
high-resolution computed tomography（HRCT）　104
hospital-aquired pneumonia（HAP）　10
human metapneumovirus（HMPV）　47
immune reconstitution inflammatory syndrome（IRIS）　117
initial aggravation　118
invasive pulmonary aspergillosis（IPA）　50, 52, 107
Klebsiella pneumoniae　11
methicillin-resistant *Staphylococcus aureus*（MRSA）　10
Mycobacterium avium complex（MAC）症　78
Mycobacterium tuberculosis　116
Mycoplasma pneumoniae　117
nontuberculous mycobacteria（NTM）　78
nontuberculous mycobacteriosis（NTM）　55
opening drainage bronchus　82
pandemic H1N1 2009　40
paradoxical progression　118
paradoxical reaction　118
Paragonimiasis miyazakii　96
Paragonimus westermani　96
Pneumocystis jirovecii pneumonia（PCP）　105
Pseudomonas aeruginosa　11
reversed halo sign（RHS）　27, 88
S. prolificans　92
Scedosporium apiospermum　91
severe acute respiratory syndrome（SARS）　37
SMG　7
SPA　53
Staphylococcus aureus　11
strongyloidiasis　100
the photographic negative of pulmonary edema pattern　27
tree-in-bud appearance　82
tree-in-bud pattern　80
ventilator-associated pneumonia（VAP）　10

和文

あ〜お

アレルギー性気管支肺アスペルギルス症　50, 51
イヌ糸条虫症　101
院内肺炎　10
インフルエンザ菌　4, 13
ウエステルマン肺吸虫症　96
黄色ブドウ球菌　11

き〜こ

気管支結核　66
気管支肺炎　2, 21
急性間質性肺炎　27, 37
急性呼吸窮迫症候群　22, 37
胸囲結核　75
空洞　19
クラミジアニューモニエ肺炎　24
クラミジア肺炎　20
結核　116
結核症　112
結核性胸膜炎　72
結核性膿胸　74
結核性肺炎　64
結核性リンパ節炎　72
結核類似型　82
血管侵襲性アスペルギルス症　108
血行性感染　21
血清抗体検査　20
結節・気管支拡張型　78
結節影　19
高分解能CT　104
コンソリデーション　14

さ〜そ

細気管支炎　44
サイトカインストーム　41, 44
サイトメガロウイルス肺炎　34, 111
細葉陰影　24
市中肺炎　113
純インフルエンザウイルス肺炎　38, 40
小葉性肺炎　2
小葉中心性結節　24
初期悪化　118
真菌　57
人工呼吸器関連肺炎　10
侵襲性肺アスペルギルス症　50, 52, 90, 107
浸潤影　44
すりガラス陰影　44
すりガラス影優位型　21
線維空洞型　82
粟粒結核　71

た〜と，に〜の

大葉性肺炎　1, 21
単純性アスペルギローマ　53
津波肺　93
トキソカラ症　98
特発性器質化肺炎　26, 37
肉芽腫性病変　58
二次性細菌性肺炎　43
二次肺結核　63
ニューモシスチス肺炎　30, 105
膿胸関連リンパ腫　75

は〜ほ

肺炎桿菌　4, 11
肺炎球菌　2
肺クリプトコックス症　109
肺結核症　26

肺スケドスポリウム症　91
肺非結核性抗酸菌症　55
肺胞性肺炎　1, 21
肺ムーコル症　87
非結核性抗酸菌　78
非結核性抗酸菌症　26, 112
非定型肺炎　20
ヒトメタニューモウイルス　47
びまん性嚥下性肺炎　26
びまん性肺胞傷害　27, 42
ブレイクスルー感染症　87
糞線虫症　100
偏性細胞内寄生体　24

包虫症　101

ま〜も
マイコプラズマ劇症型　120
マイコプラズマ肺炎　20, 22, 117
慢性壊死性アスペルギルス症　109
慢性間質性肺炎の急性増悪　27
慢性細葉性散布肺結核症（岡Ⅱb型）　66
慢性進行性肺アスペルギルス症　54
慢性肺アスペルギルス症　50, 53, 107
宮崎肺吸虫症　96

メチシリン耐性黄色ブドウ球菌　10
免疫再構築症候群　117
免疫不全　104
免疫不全患者の肺結核　65
網状結節影　22

よ，り，れ
幼虫移行症　98
粒状影　17
緑膿菌　11
レジオネラ菌　6

呼吸器感染症
病態から考える画像診断　　　　　　　　　　　　　　　　　　　　　　　　＜検印省略＞

2016年4月1日　第1版第1刷発行

定価（本体5,600円＋税）

　　　　　　　　　　　編集者　酒　井　文　和
　　　　　　　　　　　発行者　今　井　　　良
　　　　　　　　　　　発行所　克誠堂出版株式会社
　　　　　　　　　　　〒113-0033　東京都文京区本郷 3-23-5-202
　　　　　　　　　　　電話 (03)3811-0995　振替 00180-0-196804
　　　　　　　　　　　URL　http://www.kokuseido.co.jp/

ISBN978-4-7719-0458-3 C3047 ￥5600E　　　　印刷　三報社印刷株式会社
Printed in Japan ©Fumikazu SAKAI, 2016

・本書の複製権・翻訳権・上映権・譲渡権・公衆送信権（送信可能化権を含む）は克誠堂出版株式会社が保有します。
・本書を無断で複製する行為（複写，スキャン，デジタルデータ化など）は，「私的使用のための複製」など著作権法上の限られた例外を除き禁じられています。大学，病院，診療所，企業などにおいて，業務上使用する目的（診療，研究活動を含む）で上記の行為を行うことは，その使用範囲が内部的であっても，私的使用には該当せず，違法です。また私的使用に該当する場合であっても，代行業者等の第三者に依頼して上記の行為を行うことは違法となります。
・ JCOPY ＜(社)出版者著作権管理機構　委託出版物＞
本書の無断複写は著作権法上での例外を除き禁じられています。複写される場合は，そのつど事前に(社)出版者著作権管理機構（電話 03-3513-6969, Fax 03-3513-6979, e-mail：info@jcopy.or.jp）の許諾を得てください。